谨将此书
献给普通的民众，
以安顿他们体检和就医时那忐忑不安的心。
同时，也献给年轻的医生，
希望他们保存从医者的良心，
并以良知和善良、同情和同理对待每一位病人。

忐忑·医道

健康素养与预防保健

主　审　郭航远　周岳松

主　编　池菊芳　郭诗天　屠春雨　陈利坚
副主编　杨金锦　詹嘉琛　李贵宾　刘胜新

ZHEJIANG UNIVERSITY PRESS
浙江大学出版社
·杭州·

图书在版编目（CIP）数据

忐忑·医道：健康素养与预防保健／池菊芳等主编
. —杭州：浙江大学出版社，2023.10
ISBN 978-7-308-24259-2

Ⅰ. ①忐… Ⅱ. ①池… Ⅲ. ①保健－基本知识 Ⅳ.
①R161

中国国家版本馆 CIP 数据核字（2023）第 187655 号

忐忑·医道：健康素养与预防保健

主 编 池菊芳 郭诗天 屠春雨 陈利坚

责任编辑	余健波	
责任校对	何 瑜	
封面设计	周 灵	
出版发行	浙江大学出版社	
	（杭州市天目山路 148 号 邮政编码 310007）	
	（网址：http://www.zjupress.com）	
排 版	杭州好友排版工作室	
印 刷	杭州钱江彩色印务有限公司	
开 本	880mm×1230mm 1/32	
印 张	5	
字 数	140 千	
版 印 次	2023 年 10 月第 1 版 2023 年 10 月第 1 次印刷	
书 号	ISBN 978-7-308-24259-2	
定 价	25.00 元	

浙江大学出版社市场运营中心联系方式：(0571) 88925591；http://zjdxcbs.tmall.com

前　言

　　健康,一个忐忑的名词,也是医者的神圣职责;健康,一个纠结的词语,也是医者的终极目标。健康是促进人的全面发展的必然要求,是经济社会发展的基础条件。我国宪法明确规定,维护公民健康是公民的基本权利之一。健康长寿是每个人的愿望,尤其在科学技术飞速发展、物质生活水平日益提高、精神文化生活不断丰富的今天,人们比任何时候都更加关注自身的健康。《2019 国民健康洞察报告》显示,96％的公众表示自己存在健康相关的困扰。其中排名前三位的分别是:皮肤状态不好(皮炎湿疹或皮肤衰老)、焦虑抑郁、睡眠不佳。

　　健康素养是指个人获取和理解基本健康信息和服务,并运用这些信息和服务作出正确决策,以维护和促进自身健康的能力。基本医疗则是人们为了正常的生产和生活而要求的最低的医疗卫生服务。基本医疗素养是健康素养的重要组成部分,反映了人们对基本医疗卫生服务的了解、需求和利用水平。居民的基本医疗素养水平,直接影响着公众的医疗服务利用和科学就医行为,从而影响居民的健康。

　　2012 年全国城乡居民健康素养监测的结果显示,我国城乡居民的基本医疗素养水平只有 9.56％,表明我国城乡居民的基本医疗素养水平依旧偏低,在一定程度上制约了城乡居民科学就医和合理用药行为,这也是导致各类疾病发生和发展的原因之一。值得庆幸的是,2021 年我国居民健康素养水平达到 25.40％,并继续呈现稳步提升态势。

推进健康中国建设，提高居民健康素养，提升居民幸福指数，是医务工作者义不容辞的责任。根据浙江健康促进战略部署，我们以《健康素养66条——基本知识与技能（2015年版）》为基础，基于我国城乡居民基本医疗素养水平偏低、对基本医疗卫生服务需求和利用不足的背景编著了本书。全书内容分为基本医疗知识、常见疾病预防、科学就医与合理用药和基本技能四个部分，全部以问答形式，配以形象的插图，对基本医疗素养知识与技能进行了通俗的讲解，便于读者理解和记忆。本书不仅是城乡居民学习健康素养知识与技能的趣味读本，也可作为各级医疗卫生单位和医务工作者进行健康宣教的参考用书。

我国著名的预防医学专家、医学教育家、中华流行病学会主任委员、中国预防医学科学院院长、国际欧亚科学院院士、中国首任疾病预防控制中心主任、北京大学公共卫生学院李立明教授于百忙之中审阅了本书，特此感谢！

本书由浙江省卫生领军人才经费和浙江省卫生高层次创新人才经费资助出版。

郭航远

目　　录

第一部分　基本医疗知识

第二部分　常见疾病预防

第三部分　科学就医与合理用药

第四部分　基本技能

第一部分　基本医疗知识

第一章 生命体征与指标

第一节 血 压

1. 什么是血压？

血压是指血液在血管内流动时对血管壁产生的压力。就像充气时气流对轮胎产生压力或水管中水流对管壁产生压力一样，血液在动脉血管中流动同样产生压力，这种压力就叫作血压。

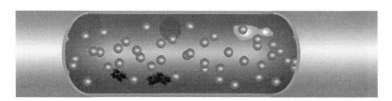

2. 正常血压是多少？

血压的读数包括两个数字，前面大的数字代表收缩压，是心脏收缩时对血管壁的压力；后面小的数字代表舒张压，是心脏舒张时对血管壁的压力。成年人的正常血压为收缩压≥90mmHg 且＜140mmHg，舒张压≥60mmHg 且＜90mmHg。

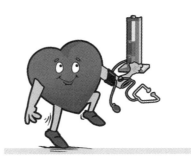

3. 什么是高血压?

高血压,顾名思义就是血压高了,成年人只要非同日测量 2～3 次血压,收缩压≥140mmHg 和(或)舒张压≥90mmHg,就可以诊断为高血压。正常人偶尔有一次血压高于正常值不用担心,过几天再次测量,如果血压一直维持较高水平就可能是高血压,需要去医院检查一下。

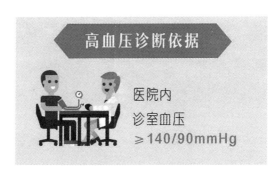

4. 高血压的危险因素有哪些?

绝大多数的高血压病因不明,但有些因素可以增加高血压的患病风险,称为"危险因素",包括:

(1)年龄:男性大于 55 岁,女性绝经后。

(2)遗传因素:家族中有高血压的患者。

（3）不良生活习惯：缺乏运动、肥胖、超重等。

（4）不良饮食习惯：高盐、高油等重口味饮食。

（5）烟酒：长期吸烟、饮酒。

（6）不良情绪：长期心理压力大，或有不良情绪，如焦虑、紧张、抑郁等。

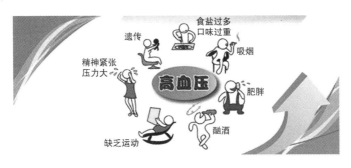

5. 高血压有什么症状?

高血压是个"隐形杀手"，大部分人血压升高之后没有明显的症状，只有量血压时才发现血压高了。也有很多人从来不量血压，直到发生了心梗、脑梗等并发症，有了"感觉"，才知道原来自己有高血压。部分高血压患者可能会有头晕、眼花、耳鸣、胸闷、乏力等症状。

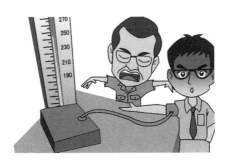

6. 高血压有什么危害?

高血压的危害主要是血压升高对血管和人体多个器官的损害，

最容易受到损害的四个器官为心、脑、肾、眼。长期高血压可造成冠心病、心力衰竭、脑出血或脑梗死、肾衰竭、动脉硬化、失明等。

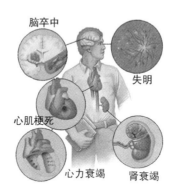

7. 高血压如何治疗？

高血压的治疗主要包括非药物治疗和药物治疗。

（1）非药物治疗主要是指改善生活方式，包括减少钠盐摄入、增加钾盐摄入、控制体重、戒烟、限制饮酒、进行体育运动、减轻精神压力、保持心理平衡等。

（2）药物治疗时需注意：必须坚持长期用药，并了解药物的作用及副作用；当出现副作用时，应及时报告医生，调整用药；应用降压药物过程中，应注意体位性低血压，从坐位起立或从平卧起立时，动作尽量缓慢，以免血压突然降低引起晕厥而发生意外。

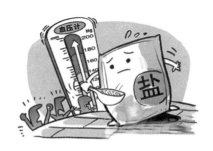

8. 如何预防高血压？

发生高血压的风险中，遗传因素占 30％，不良生活方式占 70％。高血压已成为多发病、常见病，虽然难以根治，却可以通过改善生活方式来预防。预防高血压可以从以下几个方面做起：

（1）心理方面：生活中要注意调整、控制自己的情绪，保持心情舒畅、平静、乐观，避免情绪激动、精神过度紧张和焦虑。

（2）饮食方面：最重要的是低盐低脂饮食，摄入充足的水果和蔬菜有助于降低血压。

（3）戒烟限酒：吸烟对血管的损伤非常严重，对高血压患者危害更大，不仅要戒烟，还要避免吸二手烟。酒精中含有缩血管的物质，过量饮酒可引起血管管径变窄或闭塞，使血压升高。

（4）合理休息：避免长期过度紧张工作和劳累，保证充足的睡眠。长期从事注意力高度集中、过度紧张的脑力劳动，以及在视听觉刺激的环境中工作的人，应注意劳逸结合，适度放松自己。

（5）加强体育锻炼：平常应坚持锻炼，养成运动的好习惯，选择合适的运动方式，如散步、快走、慢跑、游泳、气功、太极拳等。运动应循序渐进，量力而行，不要过度疲劳和紧张，并要长期坚持下去。

（6）控制体重：超重、肥胖者应注意减肥。

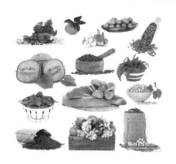
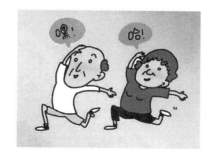

第二节　体　温

1. 什么是体温?

人体内部的温度称体温。人体深部的体温较为恒定和均匀,称深部体温;而体表的温度受多种因素影响,变化和差异较大,称表层温度。医学上所指的体温是指人体深部的温度。

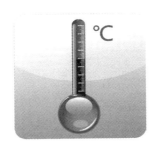

2. 正常体温是多少?

正常人的体温是相对恒定的,它不是一个具体的温度点,而是一个温度范围。一般以口腔、直肠和腋窝的温度为代表,其中直肠温度最接近人体的深部温度,而日常生活中,采用口腔、腋下温度测量则更为常见和方便。正常体温的范围如下表所示。

成人体温平均值及正常范围

部　位	平均体温/℃	正常范围/℃
口　腔	37.0	36.3～37.2
直　肠	37.5	36.5～37.7
腋　下	36.5	36.0～37.0

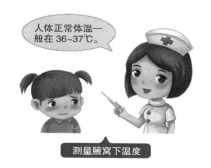

人体正常体温一般在 36~37℃。

测量腋窝下温度

3. 体温受哪些因素影响？

（1）年龄：新生儿体温易受外界温度的影响而发生变化；儿童代谢率高，体温可略高于成人；老年人由于代谢率低，故体温偏低。

（2）性别：一般女性体温比男性稍高，主要与女性周期性分泌孕激素有关。另外，女性的皮下脂肪比男性厚，这也是一个原因。

（3）昼夜时间：一般清晨 2—6 时体温最低，下午 1—6 时体温最高，其变动范围在 0.5～1℃。

（4）环境温度：在寒冷或炎热的环境下，人体的散热受到明显的抑制或加强，体温可暂时性地降低或升高。

（5）药物：应用麻醉或镇静药物可抑制人体的体温调节中枢，所以手术后有些患者体温会轻微下降。

（6）其他：运动、进食、沐浴、情绪激动、精神紧张等可使体温一过性升高，而安静、睡眠、饥饿可使体温下降。

4. 什么是发热？

发热，民间又称发烧，是指人体口腔温度（口温）大于 37.3℃，腋下温度（腋温）大于 37℃，或直肠温度（肛温）大于 37.7℃。一般来讲，以口温为标准，发热的程度可以分为以下 4 种：

发热程度	体温范围/℃
低　热	37.3～38.0
中　度　热	38.1～38.9
高　热	39.1～41.0
超　高　热	41.0 以上

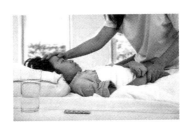

5. 为什么会发热？

发热常常由感染或一些其他可以引起发热的非感染性因素引起。

（1）感染是引起发热最常见的原因，除了我们熟知的上呼吸道感染（感冒）外，还包括下呼吸道感染、胃肠道感染、泌尿系统感染等全身其他部位感染。

（2）其他还有很多可能导致发热的原因，如免疫性疾病（红斑狼疮等）、过敏、创伤、肿瘤、代谢性疾病以及一些不明原因的发热。

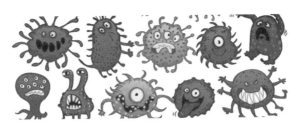

6. 发热了怎么办?

发热是一种身体对抗各种致病因素的反应,在抵抗疾病的过程中具有积极的作用。发热时,人体借升高的体温来调动自身的防御系统,杀死外来病菌(一般来说,病菌在39℃以上时就会死亡),从而缩短患病时间。发热时的处理措施有:

(1)多喝水:发热时人体代谢速度增快,水分消耗快,需要及时补充液体,可以多喝白开水、果汁或蔬菜汁。

(2)及时就医:如果发热持续不退,或出现高热(体温达39.5～41℃),伴有惊厥、恶心、呕吐等症状,应尽早就医,确定发热原因。

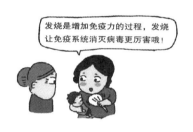
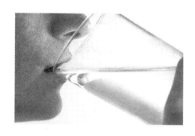

第三节　呼　吸

1. 什么是呼吸?

简单地说,呼吸就是人体吸入空气、呼出废气,是机体与外界环境之间实现氧气和二氧化碳气体交换的过程。呼吸是维持机体新陈代谢和生命活动所必需的基本生理过程之一。一旦呼吸停止,生命也就停止了。

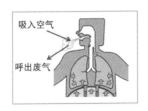

2. 人体的呼吸系统由哪些器官构成?

人体的呼吸系统主要由鼻、咽、喉、气管、支气管和肺构成,通常称鼻、咽、喉为上呼吸道,气管和各级支气管为下呼吸道。除了鼻之外,任何部位的病变或阻塞,都可能导致呼吸异常。

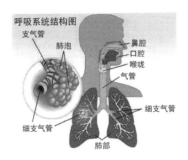

3. 正常呼吸频率是多少?

正常成年人在安静状态下,呼吸频率为 $16\sim20$ 次/分,节律规则,呼吸运动均匀无声且不费力。呼吸与脉搏的比例为 $1:4$。男性及儿童以腹式呼吸为主,女性以胸式呼吸为主。

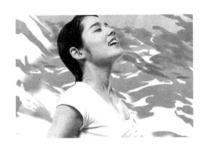

4. 呼吸受哪些因素影响?

(1)年龄:年龄越小,呼吸频率越快,如新生儿呼吸约为 44 次/分。

(2)性别:同年龄的女性呼吸比男性稍快。

(3)活动:剧烈运动可使呼吸加深、加快;休息和睡眠使呼吸减慢。

(4)情绪:强烈的情绪变化,如紧张、恐惧、愤怒、悲伤、害怕等可刺激人体的呼吸中枢,引起呼吸加快或屏气。

(5)血压:血压大幅度变动时,可以反射性地影响呼吸,血压升高,呼吸减慢;血压降低,呼吸加快、加强。

(6)环境:如环境温度升高,可使呼吸加深、加快。

5. 什么是睡眠—呼吸暂停综合征?

睡眠—呼吸暂停综合征是一种睡眠时呼吸暂停的睡眠障碍,通常在连续 7 小时睡眠中发生 30 次以上的呼吸暂停,每次持续 10 秒以上,相应地引起睡眠、呼吸乃至心脏、脑组织等一系列病变。

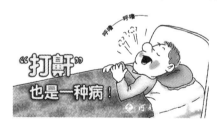

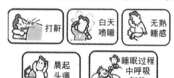

睡眠—呼吸暂停综合征的主要症状

6. 睡眠—呼吸暂停综合征有哪些危害?

睡眠中由于反复的呼吸暂停,使全身多组织、多器官长时间频繁缺氧,可导致神经功能失调、内分泌紊乱及血流动力学改变,易诱发高血压、冠心病、心律失常、心力衰竭、肥胖症、2 型糖尿病、脑卒中等。

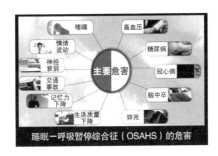

睡眠—呼吸暂停综合征（OSAHS）的危害

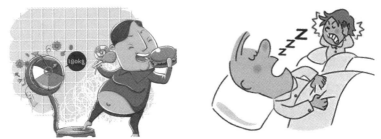

7. 怀疑得了睡眠—呼吸暂停综合征怎么办？

如果怀疑得了睡眠—呼吸暂停综合征，应尽早去医院检查和治疗。确诊为睡眠—呼吸暂停综合征者，须积极治疗，治疗措施包括运动减肥、氧疗、机械通气、手术治疗等。

第四节　心　率

1. 什么是心率？

心率是指每分钟心跳的次数，其实质是每分钟心脏完成的有效收缩次数。安静状态下，正常成人心率为 60～100 次/分。

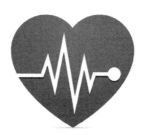

2. 什么是脉搏？

脉搏是指体表可触摸到的动脉搏动，其实质是心脏完成有效收缩，将血液泵入外周血管，使动脉管壁压力变大、管径扩张。在体表较浅处动脉即可感受到这种扩张，即所谓的脉搏。安静状态下，正常成人脉搏为 60～100 次/分。

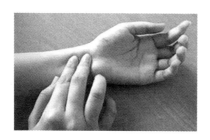

3. 心率和脉搏有什么区别？

正常情况下，心率和脉搏是一致的，均为 60～100 次/分，脉搏是心率的指示，因此可以通过脉搏是否规则、是否正常来粗略判断心率是否正常。但是在一些病理情况下，脉搏可能会与心率不等。脉搏可以小于心率，但是不会大于心率。

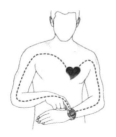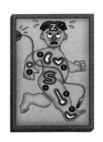

4. 心率与心律有什么区别?

心率是每分钟心跳的次数,而心律则是指心脏跳动的节律。正常人心脏的跳动均匀规则,每次间隔时间相等。有时会出现心律失常,称为心律不齐,心律不齐是常见的心脏疾病,需要及时就医,但正常人在过度疲劳、精神兴奋、体位改变时也可能出现心律不齐。

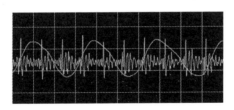

5. 影响心率的因素有哪些?

(1)年龄:一般来说,年龄越小,心率越快,老年人心率比年轻人慢。

(2)性别:一般女性的心率比同龄男性快,通常相差5次/分。

(3)气温:当气温上升时,心脏泵血量会稍有增加,心率会随之增加,通常每分钟增加5～10次。

(4)体型:身材细高者常比矮壮者的心率慢;过于肥胖的人,心率可能会较一般人稍快。

(5)活动和情绪:运动、兴奋、恐惧、愤怒、焦虑使心率增快,休息、睡眠则使心率减慢。

（6）饮食和药物：进食、使用兴奋剂、浓茶或咖啡能使心率增快；禁食、使用镇静剂、洋地黄类药物能使心率减慢。

（7）其他：运动员的心率较普通成人偏慢，一般为 50 次/分左右。

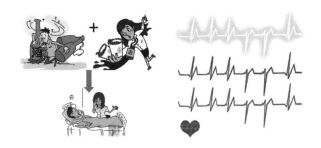

6．心跳慢了怎么办？

正常人心率低于 60 次/分，就是心跳慢了，医学上称为窦性心动过缓。对于多数人来说心动过缓是正常现象，对于有些人来说则可能是与疾病有关了。

（1）正常现象：在安静状态下，有些成年人的心率会在 50～60 次/分，且没有任何不适症状，比如某些运动员以及长期从事体力劳动的人，在安静状态下即使其心率在 40 次/分左右也不会出现明显的不适，以上这几类人不必过于担心。

（2）病理状态：有些人的心率在 40～50 次/分，就会出现胸闷、乏力、头晕等症状，若其心率降至 35～40 次/分，则会使心脑器官的供血受到影响，出现晕厥，甚至猝死。如果发现心跳慢了并伴有不适症状，应立即到医院检查，以明确心跳慢的病因，尽早治疗。

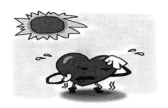
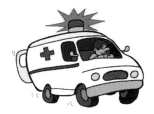

7. 心跳快了怎么办?

正常人心率高于 100 次/分,就是心跳快了,医学上称为窦性心动过速。同心动过缓一样,心动过速有些是与非疾病因素有关,有些则是与疾病有关。

(1)非疾病状态:在兴奋、激动、吸烟、饮酒、喝浓茶或咖啡后,会出现心跳加快。这个时候,如果没有出现不舒服的症状,可以先休息一会儿,通常过几分钟后心跳会恢复正常。

(2)病理状态:如果发现心跳超过 100 次/分,并出现心慌、自觉心跳快、胸闷、气急、头晕等表现,这时很可能是心脏病发作或合并其他疾病了,需尽早就医,查明病因,及时治疗。

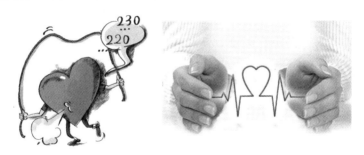

第五节　血　糖

1. 什么是血糖?

血糖是指血液中葡萄糖的浓度。人体各组织器官活动所需的能量大部分来自葡萄糖,所以血糖必须保持一定的水平才能维持人体基本活动的需要。

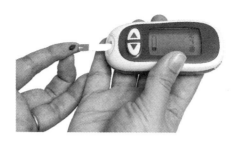

2. 正常血糖浓度多少？

正常人空腹血糖浓度为 3.9～6.1mmol/L,餐后 2 小时血糖浓度≤7.8mmol/L,超过此范围就为血糖异常。正常人血糖浓度低于 2.8mmol/L 时称为低血糖。

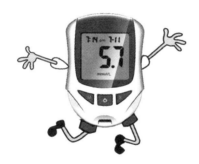

3. 什么是糖尿病？

糖尿病是一种以血糖升高为主要特征的慢性代谢性疾病。胰岛素是人体内唯一直接降低血糖的激素,当体内胰岛素分泌存在缺陷或其生物作用受损时,体内葡萄糖的调节和利用就会出现问题,造成血糖升高,引发糖尿病。糖尿病主要分为 1 型、2 型、其他特殊类型和妊娠糖尿病。1 型糖尿病多见于儿童,2 型糖尿病多见于中老年。

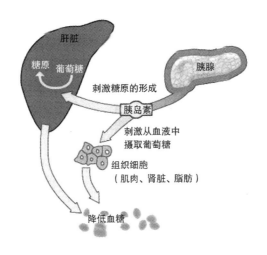

4. 哪些人容易得糖尿病?

(1)有糖尿病家族史或遗传倾向者。

(2)年龄≥45 岁者,尤其是工作压力大、长期缺乏体力活动的人群。

(3)超重或肥胖者。

(4)长期吸烟者。

(5)曾经有过血糖异常者(未达到糖尿病诊断标准)。

(6)青少年时期生活条件较差,经常处于饥饿状态者。

(7)曾生过巨大儿(婴儿出生体重超过 4kg),或患过妊娠糖尿病者。

(8)患多囊卵巢综合征的女性。

(9)长期服用某些药物者:如糖皮质激素、抗精神病类药物、利尿剂、避孕药等。

(10)血脂异常、冠心病、高血压或脑卒中等血管疾病患者。

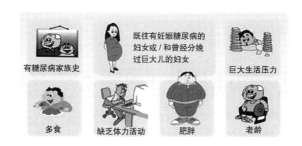

5．糖尿病有哪些症状？

　　多数人在糖尿病早期并没有什么特殊不适症状，只是测得血糖高于正常值，或是因为出现了并发症，去看病的时候才发现患了糖尿病。糖尿病常见的症状主要有：

　　（1）"三多一少"典型症状：多饮，口很干，总想喝水；多尿，小便次数增多，特别是夜尿增多；多食，容易饥饿，故每餐进食量增加；"一少"是指消瘦，体重明显下降。

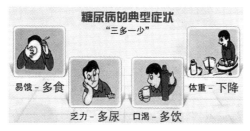

　　（2）非典型症状：视物模糊、乏力、困倦、皮肤干燥、瘙痒、伤口不易愈合、牙龈发炎、泌尿系统感染等。

6．糖尿病有哪些危害？

　　糖尿病的危害主要在于其导致的各种并发症，这些并发症是糖尿病患者致残、死亡的主要原因。

　　（1）心血管并发症：冠心病即心绞痛、心肌梗死，糖尿病性心肌病变等。

（2）脑血管并发症：脑梗死，后果严重，致残率高，严重影响生活质量。

（3）周围血管病变：四肢冰冷，走路疼痛，严重者可能会截肢。

（4）肾脏病变：尿蛋白多，肌酐升高，终末期需要血液透析。

（5）视网膜并发症：失明的主要原因。

（6）周围神经并发症：出汗异常、性功能障碍、便秘、不能感知冷热等。

（7）足部坏疽：足部伤口不易愈合，容易反复感染。

（8）生活质量下降、抑郁症。

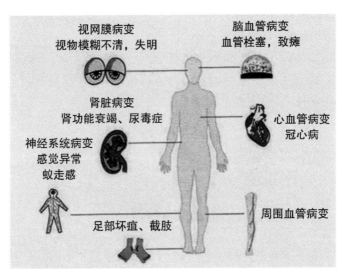

7. 糖尿病如何治疗？

目前对糖尿病的治疗主要是生活方式改善和药物治疗相结合，其中生活方式改善主要包括饮食治疗和运动治疗。

（1）饮食治疗：饮食治疗是最基本的治疗，包括控制每日总热量、三餐应定时定量及少量多餐、严格限制各种甜食、多食富含纤维素的食物等。

（2）运动治疗：运动形式可以多样化，以有氧运动为宜，如散步、慢跑、骑车、健美操、太极拳、游泳等。注意运动不宜在空腹时进行，运动前应补充适量食物，预防低血糖。

（3）药物治疗：包括口服药物治疗和胰岛素治疗。糖尿病患者经饮食控制、运动、降低体重等治疗后，疗效尚不满意的可用药物治疗。需注意的是，药物治疗的最常见不良反应为低血糖。

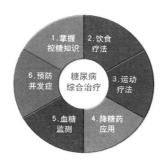

8. 什么是低血糖？

正常人血糖低于 2.8mmol/L 时为低血糖，糖尿病患者血糖低于 3.9mmol/L 就属于低血糖。低血糖的表现主要有：头晕、出汗、面色苍白、心跳加快、视力模糊、颤抖、饥饿感、无力、手足抽搐等，严重低血糖时可出现昏迷，甚至呼吸心跳停止，危及生命。也有些低血糖患者可以无任何症状，或可出现无先兆症状的低血糖昏迷。

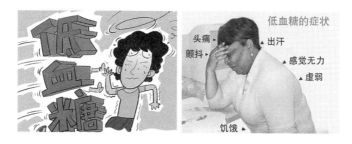

9. 出现低血糖怎么办？

如果出现低血糖，有条件的应立即测血糖，以明确是否发生了低血糖；无法测血糖的，按低血糖处理。可以迅速补充 15～20g 糖类食物，如 1～2 片面包、3～4 块饼干、6～7 块硬糖、半杯果汁、2 勺蜂蜜或糖浆等；如果短时间内症状没有缓解，或反复低血糖，应立即送医院急救。糖尿病患者平时可以随身携带糕点、饼干或糖果，一旦出现低血糖早期症状，及时补充能量。

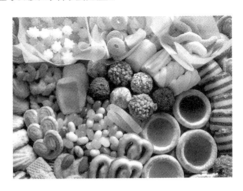

第六节　体　重

1. 什么是标准体重？

标准体重是衡量身体肥胖程度的指标，标准体重（kg）＝身高（cm）－105。例如，一个身高 170cm 的男子，他的标准体重应该是：170（cm）－105＝65（kg）。超过标准体重 10％者为偏重，20％以上者为肥胖；低于标准体重 10％者为偏瘦，20％以上者为消瘦。标准体重的计算方法只适用于成年人，对儿童、老年人，或身材过于矮小的人并不适用。

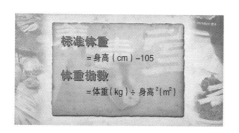

2. 什么是体重指数(BMI)?

体重指数,又称体质指数(BMI)。具体计算方法:BMI(kg/m²)＝体重(kg)÷身高²(m²)。BMI 是与体内脂肪总量密切相关的指标,是目前国际上常用的衡量超重和肥胖的标准,但对于肌肉发达的运动员、水肿的患者、孕妇等并不适用。由于人种的差异,各国 BMI 的标准也有所不同,为此中国也制定了参考标准,见下表。

肥胖程度	BMI 范围/(kg/m²)
体重过低	<18.5
体重正常	18.5~23.9
超　　重	24.0~27.9
肥　　胖	≥28.0

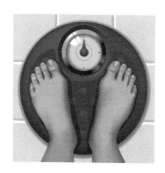

$$BMI = \frac{\text{体重 (kg)}}{\text{身高}^2 \text{ (m}^2)}$$

3. 如何判断是不是肥胖？

　　根据我国的标准，BMI≥28kg/m² 或超过标准体重 20% 以上者为肥胖。另外，医学上还有一个常用的判断肥胖与否的指标，那就是腰围。腰围粗代表脂肪多分布在腹部，即"腹型肥胖"，它与很多心血管疾病和代谢性疾病都有密切的关系。腹型肥胖的判断标准：男性腰围≥90cm，女性腰围≥85cm。

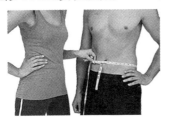 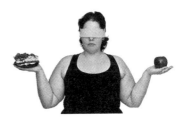

4. 肥胖有哪些危害？

　　肥胖已经成为一种慢性疾病，会导致一系列严重的健康问题，常见的包括代谢综合征、心脑血管疾病、呼吸系统疾病、骨关节炎（体重大的人膝关节负担大，易磨损发炎），另外肥胖人群可能更易罹患肿瘤、尿失禁等疾病。

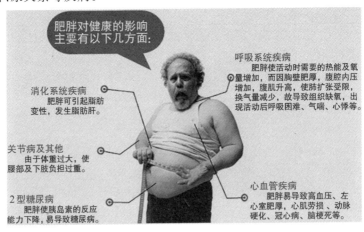

5. 引起肥胖的原因有哪些?

(1)遗传因素:父母中有一人肥胖,则子女有40％肥胖的概率;如果父母双方皆肥胖,子女肥胖的概率升高至70％～80％。

(2)社会环境因素:主要是饮食因素。很多人都有着"能吃就是福"的观念。随着生活水平的提高,食物种类增多,各式各样的美食极具诱惑力,再加上社交增多,各类聚餐、宴会增加了人们的食欲和进食总量,这些都成为造成肥胖的重要原因。

(3)心理因素:现代人普遍感到生活、工作压力大,为了缓解压力,不少人用吃来当作发泄,这也是引起饮食过量而导致肥胖的原因。

(4)与运动有关的因素:随着交通工具的发达、工作的机械化等,人们参加体力活动的机会减少,人体消耗的热量更少,从而形成肥胖。而肥胖导致行动迟缓、慵懒,再次减少热量的消耗,造成恶性循环,助长肥胖的发生。

(5)其他因素:研究证实,除了以上这些因素,人体某些菌群紊乱、病毒感染、药物作用等,也是造成肥胖的原因。

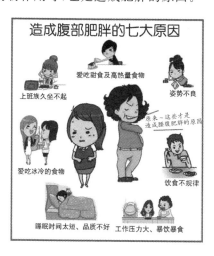

6. 肥胖患者如何减肥?

肥胖患者的减肥计划的制订与实施方式应该遵循个体化原则。

(1)需要医生根据患者的体质指数、腰围、检查资料等对患者的肥胖程度和相关疾病的危险因素进行评估。

(2)认识肥胖的危害、意识到行为方式改变的重要性,以此为治疗的基础。

(3)饮食与运动治疗。

(4)治疗效果不佳时,需要增加正规减肥药物辅助治疗。

(5)必要时,部分患者需要接受减肥手术治疗。

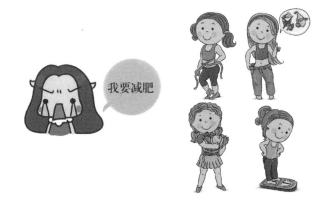

第二章　牙齿保健

第一节　口腔健康现况

众所周知,口腔是消化系统的门户,营养丰富的食品,需要经过牙齿的咀嚼,才容易被消化吸收。人靠食物增进健康、战胜疾病、延年益寿。口腔是维持生活质量的重要器官,口腔健康被世界卫生组织列为人体健康的十大标准之一。

随着社会经济的发展,文化水平的提高和疾病预防知识的宣传普及,人们对于健康养生的重视度日益提高,对于心血管疾病、糖尿病、癌症等慢性病的防治非常关注,但在口腔卫生和保健上却略逊一筹,口腔卫生知识与个人防护技能普遍缺乏,加上一些不良生活方式,严重危害了我国群众的口腔健康。

2005 年第三次全国口腔健康流行病学的调查显示,全民口腔患龋率高达 90%,就治率仅有 10%;5 岁儿童乳牙患龋率高达 66%,其中 97% 未得到治疗,形势非常严峻。

牙病逐渐成为人们健康的杀手。

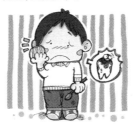

目前,我国国民的口腔健康状况令人担忧。关注口腔健康,重视牙齿保健,增强个人自我防护能力,刻不容缓!

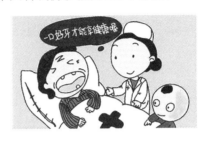

第二节　牙和牙病

1. 什么是口腔健康的标准?

世界卫生组织对口腔健康的定义是:"牙齿清洁、无龋洞、无痛感,牙龈颜色正常、无出血现象。"

牙齿是口腔的重要组成部分,也是口腔行使其功能的关键。那么我们先来认识一下牙的结构,它究竟是什么样的呢? 一起来看下面的图。

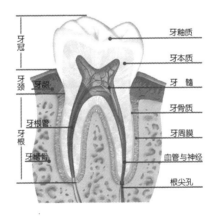

2. 健康的牙齿有什么作用？

(1)咀嚼食物，也就是吃饭。

(2)发音。大家都知道门牙缺失会导致发音不准，就是常说的口齿不清，这说明牙齿对发音的重要性。

(3)美观。众所周知，明星的牙齿都比较美观，假如把美女的门牙去掉，我们再看看她，还会这么漂亮么？

某经典广告语说得好："牙好，胃口就好，吃嘛嘛香，身体倍儿棒。"牙齿健康与整个身体健康息息相关。

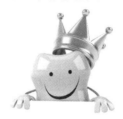

3. 常见牙齿疾病有哪些？

(1)蛀牙

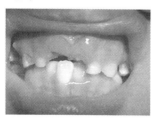 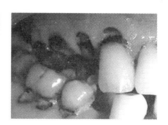

(2)牙周病

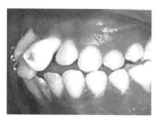 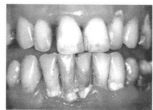

（3）错𬌗畸形

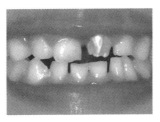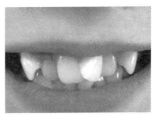

（4）牙齿缺失

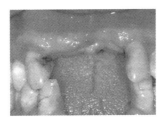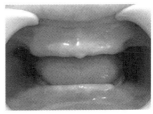

4. 最常见的蛀牙、牙周病是怎样发生的呢？

（1）蛀牙：不是我们常说的被"虫子"吃了，而是多因素慢性细菌性感染性疾病，是细菌、宿主、食物及时间因素相互作用而引起的牙体硬组织慢性腐蚀性疾病。

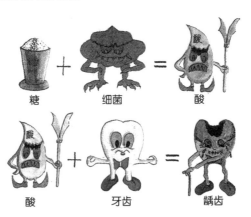

（2）牙周病：包括牙龈病和牙周炎两大类。都是感染性疾病，主要感染原为堆积在牙颈部和龈沟内的牙菌斑中的微生物。菌斑微生物及其产物长期作用于牙龈，首先导致牙龈炎症——牙龈炎；炎症扩延至深部牙周组织，造成牙龈和牙周膜破坏，牙槽骨吸收，牙周袋形成——牙周炎。

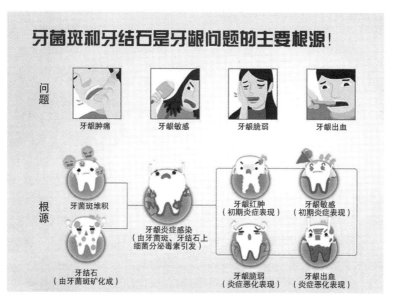

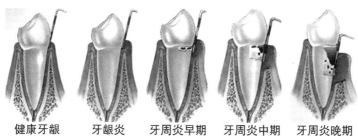

健康牙龈　　牙龈炎　　牙周炎早期　　牙周炎中期　　牙周炎晚期

第三节　牙齿清洁

1．什么原因让牙齿逐渐变成了我们健康的敌人呢？

（1）口腔不洁及异物刺激（牙石、食物嵌塞，不良口腔习惯）。

（2）口腔病菌（牙菌斑）。

（3）牙齿的先天排布和脱落（错颌畸形、牙解剖异常、牙槽骨小缺损、牙龈异常、先天性缺牙等）。

（4）全身因素（遗传、内分泌功能紊乱、糖尿病、骨质疏松、精神压力等）。

2．如何保持牙齿健康？

（1）保持良好的口腔卫生。

1）养成良好的刷牙习惯。

2）使用其他牙齿清洁工具：牙线、牙间刷、牙签等。

（2）养成良好的生活习惯。

1）要养成饭后漱口，清除口腔内食物残渣的习惯，每次含漱 2～4 口。

2）不吸烟，限量喝酒。"烟"是破坏牙齿最大的"杀手"，"烟"中各种成分导致牙齿变色的能力"秒杀"其他各种因素。

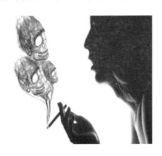

3）不把牙齿当工具。牙齿是用来吃东西的，它不是剪刀、指甲钳、酒瓶起子、胡桃夹子……不要为了省事用牙咬袋子、咬指甲、咬瓶盖、开核桃；也不要嚼冰块或其他特别硬的东西，比如骨头和果核。

4）平衡膳食。食物多样，谷物为主；多吃蔬菜、水果和奶类、豆类或其制品；适量吃些鱼、禽、瘦肉；膳食清淡少盐，少吃肥肉和荤油；不吃变质食物。另外，儿童可多吃一些坚硬耐磨的食品，促进颌骨发育。

5）纠正如下不良习惯。

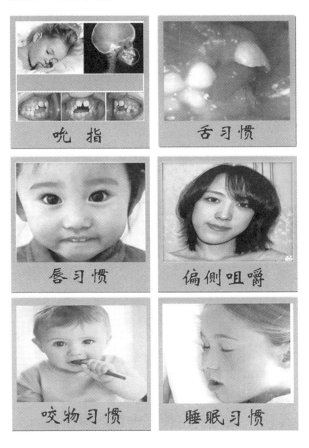

吮　指　　　　　　舌习惯

唇习惯　　　　　　偏侧咀嚼

咬物习惯　　　　　睡眠习惯

（3）定期进行口腔检查。

如果把口腔比作一辆汽车,就像汽车需要年检一样,我们的口腔每年也需要由专业人士进行检查和维护。

1）每年至少进行一次口腔健康检查。

2）早期发现,早期诊断,早期预防,早期治疗。

3）预防最重要,补好的牙不能等同于健康的牙齿。

4）树立"一生要保持好完整的牙列"的观念。

3. 如何正确地刷牙?

（1）刷牙的目的:清除食物残渣、牙菌斑和口腔病菌。

牙菌斑是细菌覆盖在牙齿上的一层膜,紧紧粘在牙齿上,是牙石的前身。牙菌斑无孔不入,可以损伤牙齿和牙龈,导致蛀牙、牙龈炎、牙周炎、口臭等等。我们必须用刷牙的方式才能将它除去。

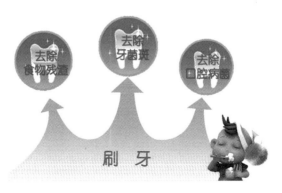

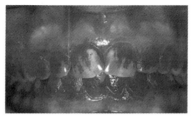

（2）良好的刷牙习惯：早晚刷，饭后刷。

1）刷牙"三三制"：每天刷 3 次，饭后 3 分钟，每次 3 分钟。

2）合适的牙刷：刷头较小、刷毛软硬适中或稍软的、经过磨毛处理的保健牙刷。

3）防龋的含氟牙膏。

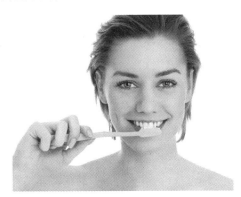

（3）正确的刷牙方式。

1）目前世界公认正确的刷牙方式——巴氏刷牙法（the Bass method）：龈沟清扫法或水平颤动法。先刷上、下排牙齿的外侧面，把牙刷倾斜 45°向牙根方向，放在牙龈边缘的位置，轻压，让刷毛进入龈沟；以 2～3 颗牙齿为一组，来回移动牙刷，至少颤动 10 次，再移至下一组 2～3 颗牙。

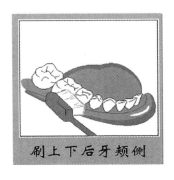
刷上下后牙颊侧

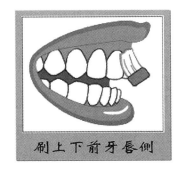
刷上下前牙唇侧

再刷牙齿的内侧面,重复以上动作;刷门牙舌、腭侧面的时候,牙刷要竖放,用适中的力度从牙龈刷向牙冠,并指向及进入龈沟。

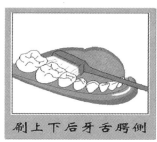

刷上下后牙舌腭侧

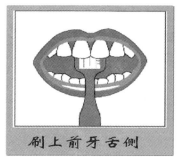

刷上前牙舌侧

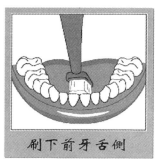

刷下前牙舌侧

最后刷牙齿的咬合面,也是两颗两颗牙来回地刷。

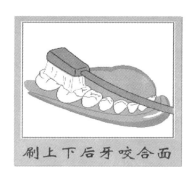

刷上下后牙咬合面

2)旋转刷牙法(rolling method):先将刷毛置于牙槽骨黏膜上,呈45°角,刷毛指向根尖,刷毛部分贴牙面,部分贴牙龈,轻加压向牙冠方向刷动,即上牙往下、下牙往上,动作慢些,每个部位重复 10 次。

再刷咬合面:刷毛放在咬合面上前后来回作小环形旋转运动。最后刷前牙舌、腭侧:可将牙刷前端的毛束部分压在牙龈上,顺着牙间隙向切缘拂刷。

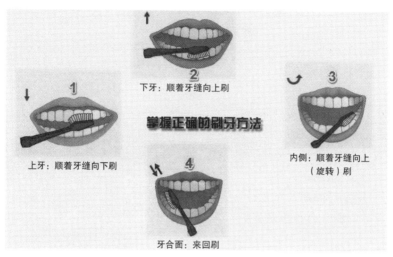

掌握正确的刷牙方法

下牙:顺着牙缝向上刷

上牙:顺着牙缝向下刷

内侧:顺着牙缝向上
(旋转)刷

牙合面:来回刷

3)圆弧刷牙法(Fones 刷牙法):圆弧刷牙法,适合儿童,简单易学。

选择软毛、单丝、直径细的牙刷,在闭口即上下牙咬在一起时,将牙刷放入口腔前庭,刷毛轻度接触上颌最后磨牙的牙龈区,用较快、较宽的圆弧动作,较小的压力,从上颌牙龈拖至下颌牙龈。前牙切缘对切缘接触,作连续的圆弧形颤动,舌侧面与腭侧面需往返颤动,由上颌牙弓到下颌牙弓。

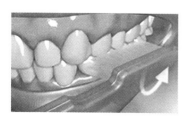
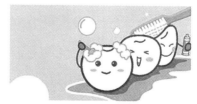

（4）轻刷舌面,清除细菌,清新口气。

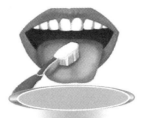

轻刷舌头很必要

（5）刷牙五大误区。

1）刷牙采取横刷法。

2）选择硬毛牙刷。

3）刷牙太使劲。

4）冷水刷牙。

5）刷牙时间长短都行。

（6）刷牙要有正确姿势。

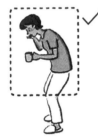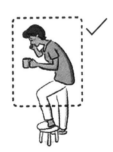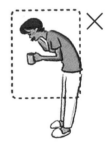

正确刷牙姿势一：屈膝（半蹲的姿势，可保持腰部的自然状态）。

正确刷牙姿势二：将一只脚放在矮凳上，方便盆骨后倾，可保持腰部的自然状态。

错误姿势：直膝弯腰的刷牙姿势较易引起腰痛。

4. 清洁牙齿还有哪些方法？

（1）适当使用牙线、牙签和牙间刷,清洁牙刷刷毛不能完全伸及的牙间隙（此处容易滞留牙垢或污物）,防止牙龈炎的发生。

1）牙签：应用于牙龈萎缩和牙缝较大者。

2）牙线：应用于牙龈未萎缩者。

3）牙间刷：清除难以自洁的牙面和牙缝的牙菌斑。

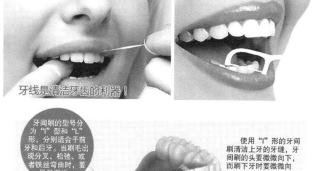

牙线是清洁牙齿的利器！

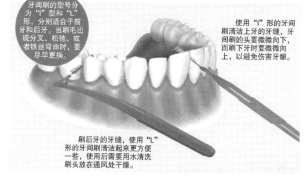

牙间刷的型号分为"I"型和"L"形，分别适合于前牙和后牙。当刷毛出现分叉、松弛、或者铁丝弯曲时，要尽早更换。

使用"I"形的牙间刷清洁上牙的牙缝，牙间刷的头要微微向下，而刷下牙时要微微向上，以避免伤害牙龈。

刷后牙的牙缝，使用"L"形的牙间刷清洁起来更方便一些，使用后需要用水清洗刷头放在通风处干燥。

（2）冲牙器：牙齿健康好帮手。它不但可以清除牙菌斑及舌苔，清新口腔，而且可以按摩牙龈，帮助儿童养成良好的口腔清洁习惯。还能成为矫治器及义齿的清洁器。

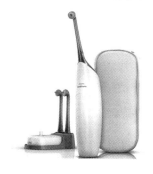

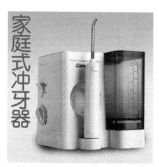

家庭式冲牙器

5. 保持牙齿健康,我们还可以做哪些事?

(1)氟化物的应用:含氟牙膏,含氟涂料和漱口水,含氟凝胶和含氟泡沫(需专业人士操作)。

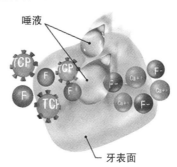

(2)咀嚼:可咀嚼无糖口香糖,促进颌骨及咀嚼肌发育,减少错颌畸形和阻生牙,并清洁口腔。

(3)牙龈按摩,改善血液循环,提高抵抗力,减少牙周病发生。

1)牙刷按摩:正确的刷牙就是有效的牙龈按摩。

2)手指按摩:可分为口内按摩和口外按摩。

口外:右手食指,放在牙龈相应的面部皮肤上,按一定的顺序,作局部小圆形旋转移动按摩,然后漱口。

口内:酒精消毒食指,手指放入口内唇颊侧牙龈上,来回移动,或作小圆形旋转移动,然后向牙冠方向施力并向咬合面滑动。

(4)加强安全教育,防止意外事故发生,防止牙外伤和骨折。

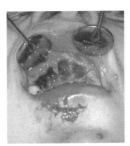

（5）窝沟封闭（窝沟点隙涂布黏结性树脂）。

萌出 4 年内,乳磨牙 3～4 岁,第一恒磨牙 6～7 岁,第二恒磨牙 11～13 岁。

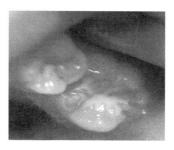

（6）及时矫正错𬌗畸形。

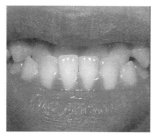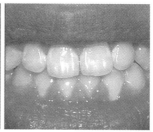

（7）错位阻生智齿的及时处理。

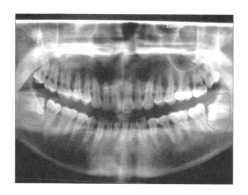

（8）及时治疗、充填蛀牙。

（9）及时调磨义齿锐利边缘，防止对软组织摩擦、压迫和创伤。

（10）拔除残根、残冠，及时调磨锐利的牙尖，以免反复咬颊、咬舌。

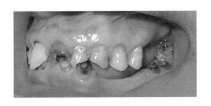

（11）及时修复失牙，减轻余牙的咀嚼力负担。

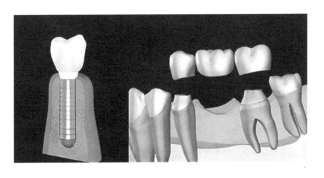

第四节　特殊人群口腔保健

从社会人群流行病学状况考虑，不同的人群口腔患病情况各不相同，对口腔保健的需求也各不相同。例如，妊娠期妇女易患牙龈炎；残疾人由于缺乏自理能力而不能正常使用口腔卫生用品；幼儿虽然模仿能力强，但动手能力很差，刷牙需家长教育、指导、监督；学前儿童、小学生易患龋；青少年、中学生牙周健康问题较普遍；中老年人有常见的多种口腔疾病，以及全身性慢性疾病引起的功能丧失与康复问题。因此不同的人群有不同的口腔保健需求和方法。

1. 妊娠期妇女如何进行口腔保健?

(1)养成良好的生活习惯和保持良好的口腔卫生。

(2)定期进行口腔健康检查,牙科治疗适宜在妊娠4～6个月时。

(3)积极参加产前咨询教育,了解乳牙的生长发育和萌出时间,母乳喂养和人工喂养应注意的问题,清洁婴儿口腔和牙的方法和体位。

(4)合理营养。妊娠初期(1～3个月),乳牙胚基质形成期,应摄取优质蛋白,补充足够的钙、磷和维生素 A。妊娠中期(4～6个月),大部分乳牙矿化期,应加强无机盐、维生素 A、D 的摄入。妊娠晚期(7～9个月),胎儿乳牙形成,部分恒牙胚形成,继续保证充足的蛋白质、无机盐和维生素。

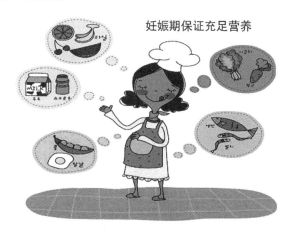

妊娠期保证充足营养

2. 婴幼儿的口腔如何保健?

(1)6～12 个月内安排婴儿第一次看病,发现、中止和改变不利于婴儿口腔健康的生活习惯。

(2)母乳喂养优于人工喂养。注意正确的母乳喂养姿势,预防奶瓶龋;喂给不含蔗糖的饮料和流食。

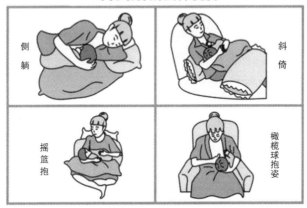

（3）清洁口腔。用清洁纱布裹住食指或使用乳胶指套牙刷,擦洗口腔组织及牙龈。

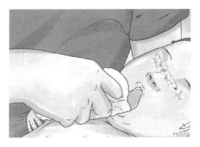

（4）幼儿补充氟,以氟滴剂为宜。

3. 学龄前儿童口腔保健有什么特点?

（1）养成早晚刷牙、饭后漱口的好习惯。

（2）定期口腔卫生检查。

（3）建立良好的饮食习惯,平衡饮食,限制多盐多脂肪的食物、糖果和精致碳水化合物。

（4）氟化物的使用:氟片、含氟牙膏、含氟涂料、漱口水。

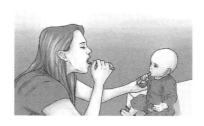

4. 中小学生的口腔保健如何进行？

（1）培养良好的口腔卫生习惯，包括刷牙与饮食卫生习惯。

（2）常见病的预防。预防龋病与牙周病除采用全身用氟和局部用氟的方法外，还应用窝沟封闭的方法预防第一恒磨牙和第二恒磨牙的窝沟龋。

（3）加强口腔健康教育。

（4）定期口腔健康检查与监测。

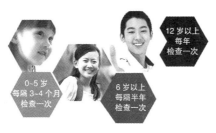

（5）身体意外事故预防，包括前牙外伤与颌骨骨折。

5. 老年人口腔保健的重点在哪里？

（1）提高自我口腔保健能力。刷牙、洁牙、剔牙、漱口，纠正不良卫生习惯与生活方式，保护基牙。

（2）改善膳食营养状态，多吃新鲜的蔬菜水果。

（3）定期口腔检查，最好 3 个月一次，至少 1 年一次。

（4）康复口腔基本功能。余留牙的洁治和治疗，失牙的及时修复。

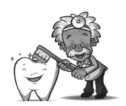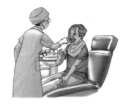

6. 残疾人口腔保健的方法有哪些？

（1）重视残疾人口腔保健,早期给予口腔卫生指导,监护人帮助和指导做好日常口腔卫生。

（2）使用口腔保健用品,如电动牙刷、冲牙器、改良牙刷等。

（3）帮助残疾人进行口腔护理。

（4）氟化物的适当使用。

（5）窝沟封闭（针对残疾儿童）。

（6）少食糖和甜食。

（7）定期口腔检查,半年至1年检查一次。

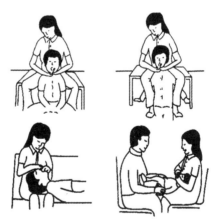

A. 帮助者坐在儿童后面　　　B. 帮助者控制儿童手的活动

C. 儿童头部躺在帮助者膝部

D. 两人面对面,一人稳住儿童,一人刷牙

第二部分　常见疾病预防

第三章 传染病预防

第一节 疫苗接种

1. 什么是疫苗?

疫苗是指用细菌、病毒、肿瘤细胞等制成的,可使机体产生特异性免疫的生物制剂,通过疫苗接种能够使人体获得免疫力,从而保护易感人群,预防传染病发生。疫苗接种是预防一些传染病最有效、最经济的措施。

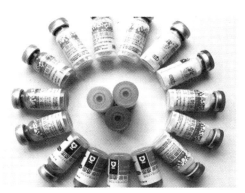

2. 疫苗分为哪几类?

根据我国《疫苗流通和预防接种管理条例》,将疫苗分为第一类疫苗和第二类疫苗。

第一类疫苗是指政府免费向公民提供,公民应当依照政府的规定接种的疫苗,包括乙肝疫苗、卡介苗、脊灰减毒活疫苗、百白破联合疫苗、麻腮风联合疫苗、甲肝疫苗、脑膜炎球菌多糖疫苗、乙脑疫苗等。

第二类疫苗是指由公民自费并且自愿接种的疫苗,如水痘疫苗、流感疫苗、肺炎球菌疫苗、轮状病毒疫苗、细菌性痢疾疫苗等。

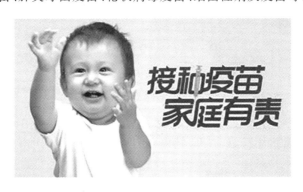

3. 接种疫苗有哪些注意事项?

(1)按规定、依据免疫程序进行预防接种。

(2)接种疫苗后,在 30 分钟至 1 小时内不要给孩子喂牛奶。

(3)接种后不要让婴儿俯卧入睡,因为一旦出现痉挛或呼吸困难,就会危及生命。

(4)接种后请在接种地点观察 30 分钟,无异常反应后方可离开。

(5)接种部位 24 小时内保持干燥和清洁,尽量不要沐浴。

(6)仔细观察孩子的反应。根据经验总结,预防接种后,最少在 10 分钟,最多在 10 天内有可能出现异常症状。

(7)产生副作用时应咨询医生。

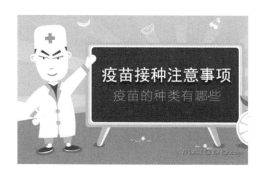

4. 如何为孩子选择接种第二类疫苗？

家长在选择接种第二类疫苗时可以根据感染疾病的风险、家庭经济承受能力、孩子的身体情况等作出决定。家长在选择前，还应了解各种疫苗的特性、适应证及禁忌证。如孩子机体抵抗力较低，平时极易患病，在流感流行季节前，可以选择接种流感疫苗。

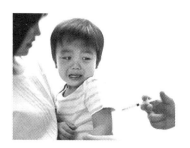

5. 老年人该怎么选疫苗？

推荐老年人接种的疫苗：

（1）流感疫苗：保护免疫力低下的老年人，防止流感合并其他细菌感染，接种后可减少流感导致的死亡。可于每年流行前接种一次当年的疫苗。

（2）肺炎疫苗：保护易患肺炎的老年人，可预防80％肺炎球菌感染。建议年龄≥65岁老人接种，疫苗的保护期通常为5年。因此，建议老年人每 5 年注射一次肺炎疫苗,而且流感疫苗、肺炎疫苗同时注射效果更佳。

(3)其他疫苗:其他传染病流行时,也可注射相应疫苗。

6. 哪些人群适宜接种流感疫苗?

流感疫苗的适宜人群包括:≥60 岁老年人,抵抗力较弱的人群,医院的医护人员,幼儿园、小学、中学、大学的青少年,公交、商业、银行等公共服务人员,在人员相对集中且通风条件欠佳的环境中工作的人员。

7. 什么时间适合接种流感疫苗?

在流感流行季节前接种流感疫苗,可减少患流感的机会或减轻患流感后的症状。由于流感多发生在每年冬春季节,接种疫苗 2 周后才能产生保护作用,所以接种疫苗的最好时机为每年 9 月至 12 月。因为流感病毒很容易发生变异,所以应该每年接种一次流感疫苗。特别是老年人、儿童,建议每年注射一次流感疫苗。

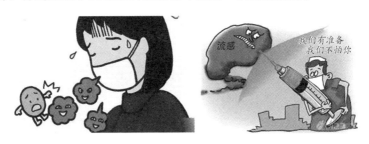

8. 宠物也要接种疫苗吗?

是的。如果家里有小狗、小猫等宠物,需要带它去看兽医,让兽医检查一下它的健康状况,并接种疫苗。

如果不小心被犬、猫抓伤、咬伤了,应当立即冲洗伤口,并尽快就医,及时注射抗狂犬病免疫球蛋白和人用狂犬病疫苗。

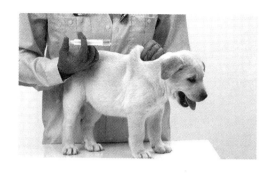

第二节　艾滋病

1. 什么是艾滋病(AIDS)？

艾滋病全名是"获得性免疫缺陷综合征"，英文简称为"AIDS"，音译过来就是"艾滋"。艾滋病是一种病死率极高的恶性传染病，目前还没有疫苗可以预防，也没有治愈这种疾病的有效药物或方法，自1982年被发现以来已夺去超过2500万人的性命。

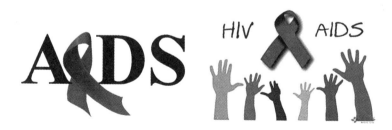

2. 什么是 HIV？

HIV 全名叫人类免疫缺陷病毒，非常小，肉眼看不见，可以攻击人体免疫系统，艾滋病就是由 HIV 感染引起的传染病。HIV 侵犯人体的免疫系统，导致人体免疫功能下降甚至缺失，最终导致严重感染或诱发肿瘤而死亡。

3. 艾滋病通过哪些方式在人群中传播？

目前认为艾滋病的传播途径主要有三种：性接触传播、血液传播和母婴传播。

（1）性接触传播：在性行为过程中 HIV 通过精液和阴道分泌物从感染者传播给性伴侣。

（2）血液传播：通过使用未经消毒的、感染有 HIV 的针头和注射器，或输入未经检测并带有 HIV 的血液而感染患病。

（3）母婴传播：感染 HIV 的孕妇可通过胎盘、分娩过程及母乳喂养传给婴儿。

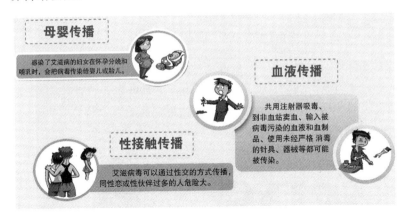

4. 艾滋病不会通过哪些途径传播？

（1）一般与艾滋病患者共用劳动工具、办公用具、钱币等，不会发生感染。

（2）一般的日常生活接触，如共同进餐、拥抱、握手、礼节性接吻等，不会导致感染。

（3）艾滋病不会经马桶圈、电话机、餐饮具、卧具、游泳池或浴池等公共设施传播。

（4）蚊虫叮咬、咳嗽、打喷嚏不会传播艾滋病。

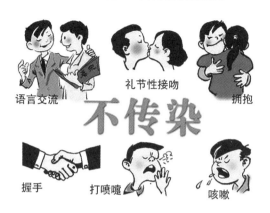

语言交流　　　　礼节性接吻　　　　拥抱

握手　　　　打喷嚏　　　　咳嗽

5. 得了艾滋病会有哪些表现？

艾滋病是一种慢性传染病，其病程可分为急性期、无症状期和艾滋病期。

（1）急性期：通常出现在感染 HIV 后 2～4 周，主要是类似感冒样的症状，如发热、头痛、恶心、呕吐、腹泻、肌肉痛、关节痛、淋巴结肿大、各种类型的皮疹等，一般 1～3 周后症状缓解。

（2）无症状期：无症状期可以是急性期好转后发生，也可以无明显的急性期而直接表现为无症状期，这个阶段可能持续 2～10 年甚至更长。

（3）艾滋病期：这个时期主要表现为 HIV 相关症状、机会性感染和肿瘤。

1）HIV 相关症状：1 个月以上的发热、腹泻、体重急速下降、淋巴结肿大等。

2）机会性感染：原虫、真菌、结核杆菌和病毒感染等。

3）继发肿瘤：常见恶性淋巴瘤、卡波西肉瘤、皮肤癌等。

6．怀疑得了艾滋病怎么办？

国家实施免费的艾滋病自愿咨询检测。如果怀疑得了艾滋病，可以前往当地的艾滋病自愿咨询检测（VCT）门诊（室）进行免费咨询和 HIV 抗体检测。正规的医疗机构，如县级以上公立医院、妇幼保健医院或疾控中心通常都能检测 HIV 抗体，且对检测结果保密。

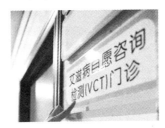

7．国家对艾滋病患者实行免费治疗吗？

为了预防艾滋病的流行，我国对艾滋病患者实行免费治疗，但是免费治疗患者有严格的入选标准，具体标准可参照《国家免费艾滋病抗病毒药物治疗手册》。

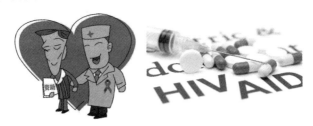

8. 如何预防艾滋病?

(1)学习艾滋病防治知识,正确认识艾滋病,消除恐惧心理和歧视行为。

(2)洁身自好,保持单一的性伴侣。

(3)在性活动中,正确使用质量可靠的避孕套。

(4)不要在无保护措施下接触他人的血液或伤口。

(5)注射器严格消毒,做到"一人一针一管",最好用质量可靠的一次性注射器。

(6)不与他人共用牙刷、剃须刀。

(7)不吸毒,如已染上毒瘾又未能戒除时,千万不要和他人共用注射器。

(8)不要用未经检测的血液或血制品。

(9)不要文身,不要到消毒不严格或不消毒的理发店或美容院理发、文眉、穿耳洞。

(10)患有性病的人,要积极彻底治疗,否则会增加感染艾滋病的机会。

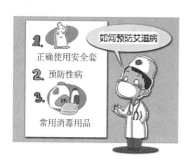
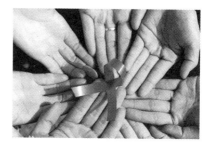

第三节　乙肝与丙肝

1. 什么是乙肝?

乙肝是乙型病毒性肝炎的简称。病毒性肝炎是由肝炎病毒引起、以肝脏病变为主的传染性疾病,根据病毒类型分为甲型、乙型、丙型、丁型及戊型,其中以乙型最常见。乙肝病毒可造成慢性肝病和慢性感染,最终可发展为肝硬化和肝癌。我国是乙肝高发国,约8%的人群是慢性乙肝病毒(HBV)携带者。

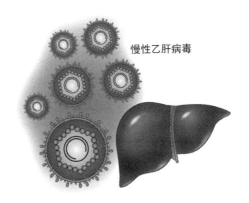

慢性乙肝病毒

2. 乙肝病毒通过哪些方式在人群中传播?

乙肝病毒通过母婴、血液和性接触三种途径传播。

(1)母婴传播:母婴传播是最主要的传播途径,我国有高达50%的慢性乙肝病毒感染者是通过母婴传播方式被感染的。感染乙肝病毒的孕妇可通过胎盘、产道分娩及母乳喂养等方式将乙肝病毒传给婴儿。

(2)血液传播:包括不洁注射(如静脉吸毒者共用注射器),针刺、输注含乙肝病毒的血液和血制品，共用牙刷、剃刀等；使用被污染的医疗器械如牙科器械等。

（3）性接触传播：在性行为过程中乙肝病毒通过精液和阴道分泌物从感染者传播给性伴侣。多个性伴侣及同性恋者是高危人群。

注射乙肝疫苗可以有效预防乙型肝炎。

3. 乙肝不会通过哪些途径传播？

乙肝病毒不会通过受污染的食品或水传播，和乙肝患者正常接触如握手、拥抱、礼节性接吻、共同进餐及共用办公用品等都是安全的。所以，日常生活和工作接触不会传播乙肝病毒。

4. 得了乙肝会有哪些表现？

大部分人感染乙肝病毒之后，不会出现临床症状，而以隐性感染为主。有一部分人会出现临床症状，比如全身乏力、食欲减退、恶心、呕吐、厌油、腹泻及腹胀等，部分患者还可有发热、黄疸，极少数患者病情发展迅速，肝细胞大片坏死，转为重型肝炎，危及生命。

5. 得了乙肝怎么办？

目前，乙肝的治疗还没有特效药物，如果不幸得了乙肝，首要的就是适当休息、合理营养、禁忌烟酒，同时根据医生的意见选择性使用药物治疗，应避免使用损害肝脏的药物。乙肝患者经过规范治疗，大多数可痊愈，但也有部分患者病程迁延、转为慢性，体内可长期携带病毒。也有些感染者虽未发病，却成为无症状的病毒长期携带者。

6. 如何看待乙肝病毒携带者？

乙肝病毒携带者在工作和生活能力上同健康人没有区别。由于乙肝传播途径的特殊性，乙肝病毒携带者在生活、工作、学习和社会活动中不对周围人群和环境构成威胁，可以正常学习、就业和生活。但乙肝病毒携带者应定期接受医学观察和随访。

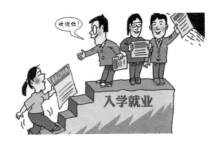

7. 如何预防乙肝?

接种乙肝疫苗是预防乙肝最有效的措施,世界卫生组织建议为所有婴儿在出生后尽早(最好是在 24 小时内)接种乙肝疫苗。我国目前为新生儿提供免费接种,分别在出生当天、满 1 个月、满 6 个月时接种一针乙肝疫苗,其他未接种过乙肝疫苗的人,可以去医院做乙肝三系检测,如果检验结果全是阴性,建议注射乙肝疫苗,以达到预防乙肝的目的。

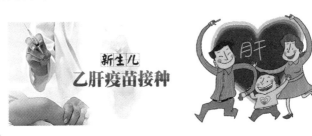

8. 什么是丙肝?

丙型病毒性肝炎,简称丙肝,与甲肝、乙肝同属于病毒性肝炎,是由丙型肝炎病毒(HCV)感染引起的一种传染病。该病毒可造成急、慢性肝炎性感染,部分患者可发展为肝硬化甚至肝癌。我国属于丙肝高发国,一般人群 HCV 抗体阳性率为 3.2%,我国实际感染丙肝病毒人数可能超过 4000 万。

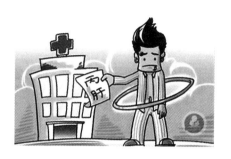

9. 丙肝病毒通过哪些方式在人群中传播？

丙肝病毒通过血液、母婴和性接触三种途径传播。

(1) 血液传播：血液传播是最主要的传播方式。与HCV感染者共用注射器、针头，在不正规场所文身、穿孔、穿耳洞，输入没有经过筛查的血液和血液制品，与HCV感染者共用剃须刀、牙刷，医务工作者发生职业暴露等均可能传播丙肝。

(2) 母婴传播：分娩时新生儿破损皮肤接触到母亲血液、阴道分泌物等带病毒体液。母亲体内病毒含量越高，新生儿感染风险越大。合并HIV感染的母亲发生母婴传播的风险也较高。

(3) 性接触传播：与HCV感染者发生无保护性行为，同时患有其他性传播疾病，特别是合并艾滋病患者因性交感染HCV风险更高。

10. 丙肝不会通过哪些途径传播？

日常生活和工作接触，如握手、拥抱、接吻、共用餐具、共用文具、共用钱币、共用电话、共用厕所、一起游泳、一起洗浴，以及其他无皮肤破损或无血液暴露的接触均不会传播丙肝。另外，食物、饮水、咳嗽、打喷嚏、蚊虫叮咬等也不会传播丙肝。

11. 得了丙肝会有哪些表现？

丙肝常被称为"沉默的杀手"，因为其起病隐匿，发展缓慢，多数感染者可能没有明显症状而忽略了检查，也错过了治疗，进而导致肝硬化、肝癌等恶性结局。部分人感染丙肝病毒后，会出现急性肝炎的症状，主要为乏力、食欲不振、肝脏肿大和叩击痛，还有的出现黄疸。

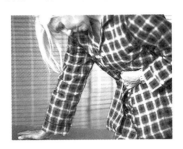

12. 得了丙肝怎么办？

一旦确诊丙肝，应立即到正规的医院进行规范治疗。在专业医生的指导下，及早进行治疗，规范用药，大部分丙肝是可以治愈的。丙肝的治愈标准是患者血液中的转氨酶恢复正常、丙肝病毒核酸（HCV-RNA）转为阴性，并且持续 3 年以上。

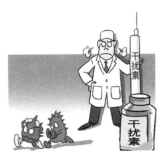
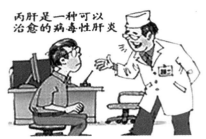

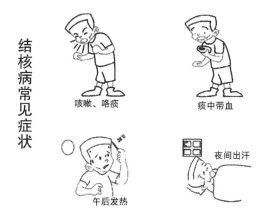

结核病常见症状

咳嗽、咯痰

痰中带血

午后发热

夜间出汗

3. 肺结核通过哪些方式在人群中传播?

肺结核患者咳嗽、咳痰、打喷嚏、大声说话时,会把带有结核菌的飞沫播散到空气中,被周围人群吸入而产生感染。

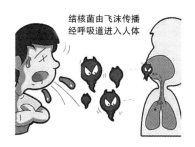

结核菌由飞沫传播
经呼吸道进入人体

4. 怀疑自己得了肺结核怎么办?

怀疑自己得了肺结核,应到结核病防治机构接受检查和治疗,我国各县(区)通常都设有定点的医疗卫生机构,专门负责肺结核的诊断、治疗和管理工作。早发现、早诊断、早治疗是肺结核治愈的关键。

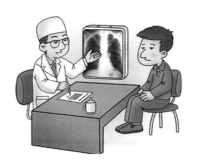

5. 肺结核可以治愈吗？

只要坚持正规治疗，绝大多数肺结核患者可以治愈。新发传染性肺结核的彻底治愈时间一般需要服药 6～8 个月，而且中途不能漏服和间断服药。如果私自停药或间断服药，不但极易复发，还有可能产生耐药性。耐药后的肺结核患者治疗技术复杂、治疗时间更长（18～24个月）、治疗费用更大（约是非耐药肺结核治疗费用的 100 倍）。

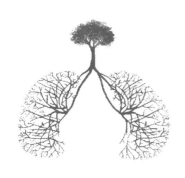

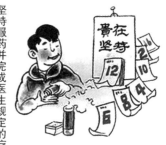

坚持服药并完成医生规定的疗程是彻底治愈肺结核的关键。

6. 国家对肺结核患者的治疗有哪些免费政策？

在结核病定点医疗卫生机构就诊可以享受政府的免费政策。免费政策不受户籍限制，流动人口到任何地方的结核病定点医疗机构都可以享受。免费政策包括：

（1）为第一次检查的可疑肺结核患者提供免费痰涂片和 X 光胸片检查。

（2）为活动性肺结核患者提供免费的国家统一方案的抗结核药物、治疗期间的痰涂片检查及治疗结束时的 X 光胸片检查。

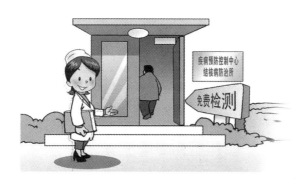

7. 如何预防肺结核？

（1）新生儿及时接种卡介苗：我国为新生儿免费接种卡介苗，卡介苗对儿童结核病，尤其是严重的结核性脑膜炎、粟粒型肺结核有较好的预防作用。

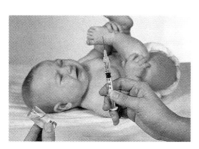

（2）养成良好的卫生习惯：勤洗手；经常开窗通风；咳嗽、打喷嚏要掩住口鼻，不要对着他人；不随地吐痰。

养成良好的卫生习惯，不要随地吐痰，咳嗽、打喷嚏时要避开他人，与他人面对面说话时，应保持一定距离。

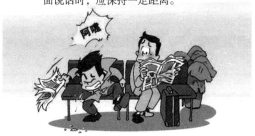

（3）增强体质：注意休息，加强营养；积极锻炼身体，提高身体对于疾病的抵抗力。

（4）及时发现传染源：如果身边有肺结核患者，要尽快动员他去结核病防治机构检查，并按医生要求正规治疗；对与肺结核患者密切接触的人员进行相关检查。

第四章　癌症筛查

第一节　肺　癌

1. 为什么要重视肺癌？

肺癌是全球癌症死亡的主要原因之一，是我国发病率及死亡率均为第一位的恶性肿瘤。每年全球超过 160 万人死于肺癌，已超过因乳腺癌、结肠癌和前列腺癌死亡人数的总和。我国每年新发肺癌患者约 73 万人，其中男性约 51 万人，女性约 22 万人。每年约 61 万人死于肺癌，其中男性约 43 万人，女性约 18 万人。

2. 导致肺癌的危险因素有哪些？

(1)吸烟与肺癌的关系密切。每天吸烟 2 盒以上的男性，肺癌的风险是正常人的 20.4 倍，吸烟量越大、吸烟时间越长，风险也越大。被动吸烟者的风险与被动吸烟年限相关。

(2)呼吸系统疾病，既往肺疾病史(哮喘、慢性阻塞性肺气肿、肺炎和结核)是肺癌的危险因素，其中肺结核的关系最密切。

(3)女性肺癌与厨房油烟关系较密切。

(4)大气污染与肺癌密切相关，住宅周围有污染源(冶炼、化工、焦化)的，肺癌发病危险会提高。城市大气污染物苯并芘与肺癌有密切关系，约 10% 的肺癌病例是由大气污染所引起。职业接触粉尘、石棉尘也会显著提高肺癌的发病危险。

(5)体内外接受过量放射线照射者。

3. 哪些是肺癌高危人群?

(1)吸烟年限长,一天吸烟量超过 20 支的人。

(2)慢性肺部疾病患者(如慢性支气管炎、肺结核等)。

(3)体内外接受过量放射线照射者,如在金属矿区里工作的工人,长时间大量接触无机砷、石棉、铬、镍等,又缺乏防护者。

(4)长时间接触煤烟或油烟者也是肺癌的易感人群,如接触煤气、沥青、炼焦的工人肺癌发病率较一般人群高。

4. 肺癌有哪些常见症状?

(1)咳嗽、咯血、持续胸痛,是肺癌最常见的早期症状。

(2)原因不明的四肢关节及肌肉顽固性疼痛、皮肤麻木灼痛、指端疼痛,出现杵状指。

(3)男性出现异常乳腺发育。

(4)原因不明的声音嘶哑、发音困难。

5. 肺癌的筛查方法有哪些?

临床上常用的方法有以下几种:

(1)X 线检查:这是最方便、最经济的检查方法,建议 30 岁以上健康人每年进行一次 X 线检查。但是有一部分肺癌,因为癌灶太小,或所处部位比较隐蔽,X 线不能显示。

(2)胸部 CT:40 岁以上健康人需每年进行一次胸部 CT 检查;临床怀疑肺癌但胸部 X 线阴性的患者,需进一步行胸部 CT 检查。

(3)支气管镜检查:非常规检查,若胸部 X 线或 CT 怀疑肺癌,需行支气管镜检查,以作进一步诊断。

第二节 胃 癌

1. 为什么要重视胃癌?

我国是胃癌高发国家,发病率仅次于日本和韩国,胃癌是我国发病率及死亡率均为第二位的恶性肿瘤。我国每年新发胃癌约68万人,其中男性约48万人,女性约20万人。每年约50万人死于胃癌,其中男性约34万人,女性约16万人。

2. 胃癌危险因素有哪些?

(1)幽门螺杆菌感染(Hp):Hp是许多慢性胃病的一个重要致病因素,Hp感染者的胃癌危险性可增加2~3倍。

(2)食物中含有氮亚硝基化合物:主要来源于蔬菜、肉制品和发酵制品。

(3)食品在煎、炸过程中产生的多环芳烃与杂环胺类污染。

(4)职业因素:皮革制造业、建筑业、金属制造业与胃癌发病可能相关。

(5)胃部手术史:胃部手术可增加发生残胃癌的风险,这种危险主要发生在胃部术后15年之后。

(6)其他原因:吸烟、饮酒史,长期食用高温、辛辣食物也是胃癌危险因素,家族直系亲属有胃癌病史者。

3. 哪些是胃癌高危人群?

(1)感染过幽门螺杆菌者。

(2)超过正常体重20~25kg的男性或吸烟者。

(3)经常食用腌制食物和烟熏肉类者。

(4)有胃息肉或胃部手术史者。

（5）长期在含有大量烟尘、石棉和镍环境中工作者。

（6）年龄在 40 岁以上者。

（7）有肿瘤家族史者。

（8）慢性萎缩性胃炎患者。

4. 胃癌早期症状有哪些？

（1）上腹部不适及饱胀：常有一种腹部烧灼及饱胀感，饭后尤其明显，并且随着病情发展，症状日益加重。

（2）上腹部隐痛：早期胃癌的疼痛无定时，或表现为持续隐痛，而不像胃溃疡或十二指肠溃疡那样有较明显的饭后痛或饭前痛的特点。

（3）食欲减退：早期胃癌往往是突然性地表现为食欲不振和厌油腻。

（4）恶心、嗳气、返酸及呕吐：胃癌病灶位于胃出口处的幽门部时，恶心最明显。

（5）呕血及黑便：若癌肿仅破坏小血管，常表现为大便"潜血"，即大便外观虽正常，但化验可发现其中有血细胞。若早期就侵犯较大血管，则引起呕血，大便变黑或如柏油样。

（6）急剧消瘦及严重贫血：因为癌症是一种消耗性疾病，而且胃癌会引起患者消化吸收不良和消化道出血，从而更加重了消瘦和贫血。

5. 如何进行胃镜筛查？

有肿瘤家族史的人及有胃溃疡、慢性胃炎等胃病的患者，40 岁以上或有胃部症状应该做胃镜检查，健康人每隔 3 年做一次，具体可根据医生建议。

第三节　食管癌

1. 为什么要重视食管癌？

食管癌是死亡率较高的恶性肿瘤之一，占食管肿瘤的 90% 以上，在全部消化道恶性肿瘤死亡患者中仅次于胃癌而居第二位。我国每年新发食管癌约 48 万人，其中男性约 32 万人，女性约 16 万人。每年约 37 万人死于食管癌，其中男性约 25 万人，女性约 12 万人。

2. 食管癌危险因素有哪些？

(1)年龄：食管癌较多见于老年人，大多数患者年龄大于 60 岁。

(2)吸烟：长期吸香烟或烟叶是食管癌发病的一个主要危险因素。

(3)饮酒：长期大量饮酒(特别是白酒)是食管癌发病的另一主要危险因素。

(4)Barrett 食管：经常性地胃酸反流入食管(胃食管反流病)，对食管下段黏膜组织产生刺激，长时间反复刺激可造成食管下段黏膜细胞的形态转变为胃黏膜细胞的形态，就成为 Barrett 食管；Barrett 食管是食管下段发生腺癌的癌前病变。

(5)喜欢吃特别烫的食物和刺激性食物。

3. 食管癌早期症状有哪些？

食管癌早期特异症状比较少，出现不明原因的吞咽困难，而随着时间推移症状逐渐加重，伴有胸骨后、背部或颈部疼痛时，应警惕食管癌。

4. 如何进行食管癌筛查?

40 岁以上者应做胃镜检查,健康者每隔 3 年做一次。凡年龄超过 50 岁,出现与进食相关的胸骨后不适、疼痛或吞咽困难者,应考虑本病,及时进行相关检查,以明确诊断。

第四节　肝　癌

1. 为什么要重视肝癌?

原发性肝癌(简称肝癌)是我国常见的恶性肿瘤之一。据最新统计,我国每年新发肝癌约 46 万人,其中男性约 34 万人,女性约 12 万人。每年约 42 万人死于肝癌,其中男性约 31 万人,女性约 11 万人。肝癌死亡率非常高,在城市中仅次于肺癌,农村中仅次于胃癌。

2. 肝癌危险因素有哪些?

(1)病毒性肝炎:在我国,乙型肝炎是肝癌最主要的原因,此外丙型肝炎与肝癌的发生也密切相关。

(2)肝硬化:原发性肝癌合并肝硬化者占 50%～90%,在我国多为乙型、丙型病毒性肝炎后肝硬化;在欧美国家肝癌常发生在酒精性肝硬化的基础上。

(3)黄曲霉素:食用被黄曲菌污染产生的霉玉米、花生米、大豆、菜籽油等致癌物质。

(4)饮用水污染:饮用水特别是地面水常被有机致癌物(如六氯苯、苯并芘、多氯联苯等)污染。

(5)其他化学致癌物:一些化学物质如亚硝胺类、偶氮芥类、酒精、有机氯农药等均是肝癌的致癌物质。

3. 肝癌早期症状有哪些？

肝癌从开始到有自觉症状，大约需要 2 年时间。在此期间，患者可无任何症状或体征，少数患者会出现食欲减退，上腹闷胀、乏力等，有些患者可能轻度肝肿大。

4. 如何进行肝癌筛查？

肝癌筛查仅针对高危人群，一般是每隔 6 个月进行一次检查，目前筛查指标主要有血清甲胎蛋白（AFP）及肝脏超声。AFP 是用免疫方法测定产生的胚胎性抗原，对诊断肝细胞肝癌具有相对专一性。超声检查可显示肿瘤的大小、形态、所在部位以及肝静脉或门静脉内有无癌栓等，其诊断符合率可达 84%。

第五节　结直肠癌

1. 为什么要重视结直肠癌？

结直肠癌为常见的消化道恶性肿瘤，发生率仅次于胃癌和食道癌。在我国常见的恶性肿瘤死亡患者中，结直肠癌患者占第六位。近二十年来，随着老龄化加剧，结直肠癌的发病率在逐渐增加。在西方发达国家，结直肠癌是仅次于肺癌的第二位恶性肿瘤，不同国家的发病率相差极大，我国结直肠癌发病率也逐年增加。癌症好发部位为直肠及直肠与乙状结肠交界处，占 60%。发病多在 60～70 岁，50 岁以下不到 20%。此外，溃疡性结肠炎癌变或家族性结直肠癌患者应对结直肠癌提高警惕。据最新统计，我国每年新发结直肠癌约38 万人，其中男性约 22 万人，女性约 16 万人。每年约 19 万人死于结直肠癌，其中男性约 11 万人，女性约 8 万人。

2. 结直肠癌危险因素有哪些?

(1)年龄大于 50 岁的老年人结直肠癌的发生率比正常人高。

(2)高脂肪的食物易诱发结直肠癌。

(3)肠息肉患者的结直肠癌发病率比正常人高。

(4)溃疡性结肠炎患者的肠黏膜长期受到致炎物质的刺激,因而结直肠癌的发生率高。

(5)结直肠癌患者的亲属患病的危险性增加。

(6)家族性腺瘤型息肉和遗传性非息肉性结直肠癌,可增加患结直肠癌的可能性。

3. 结直肠癌早期症状有哪些?

结直肠癌在早期缺少症状,患者无明显异常改变。如出现以下症状需及时确诊:

(1)大便习惯异常,排便次数增加,同时出现少量黏液性便、黏液血便,经治疗不好转,或经治疗后复发。

(2)既往有黏液便、腹泻病史,但症状轻微者突然增重,排便次数、排便的性质发生变化。

(3)无明显原因的便秘与腹泻交替出现,经短期治疗无好转者。

(4)排便费力,排出的大便有压迹,呈槽沟状、扁条状、细条状等。

以上四种情况有任何一项,都应及时去医院检查。有条件的地方,最好请外科或肛肠科医生诊疗。

4. 如何进行结直肠癌筛查?

40 岁以上者应做肠镜检查,健康人每隔 3 年做一次。凡年龄超过 50 岁,出现大便性状改变,应及时进行相关检查,以明确诊断。

第六节　乳腺癌

1. 为什么要重视乳腺癌？

乳腺癌是我国女性最常见的恶性肿瘤,也是预防和治疗明确有效的肿瘤之一。近年来,乳腺癌发病率和死亡率迅速增长,每一万个女性中约有 4 个患病,死亡率居女性恶性肿瘤第六位,每年死亡人数超过 7 万,城市地区发病率为农村的 2 倍。

2. 乳腺癌危险因素有哪些？

(1)月经初潮年龄小于 12 岁,绝经年龄迟于 55 岁。

(2)一侧乳腺曾患乳腺癌。

(3)有乳腺癌家族史,特别是母系家庭史。

(4)终身未婚、未育、未哺乳或 35 岁以上首次生育的。

(5)乳腺增生病、乳腺囊性增生病变期。

(6)乳腺慢性病变、多次手术、瘢痕刺激、过量 X 线照射、长期应用激素。

(7)其他:包括抽烟、50 岁后肥胖、熬夜以及年龄大于 45 岁等。

3. 哪些是乳腺癌高危人群？

(1)直系亲属得过乳腺癌。

(2)患有乳腺导管或乳腺小叶中重度不典型增生。

(3)有胸部放疗的经历。

(4)基因 BACR1/2 突变者。

4. 如何早期发现乳腺癌？

(1)20～39 岁女性,无高危因素者建议日常自检。

(2)40～69 岁女性,建议每年体检 1 次。

(3)70 岁以上女性建议 2 年体检 1 次。

(4)高危人群 20 岁以上每年体检 1 次。

5. 筛查方法有哪些?

(1)自检

自我检查乳腺应在月经 1 周后进行,30 岁以上的妇女最好能做到每隔 3 个月进行一次系统的乳腺自我检查。

方法一,望诊:在穿衣镜前观察乳房的外形,双侧乳房是否对称,乳房皮肤是否有变化。

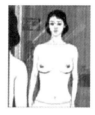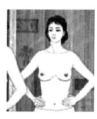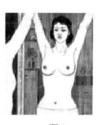

图 1　　　　　　图 2　　　　　　图 3

直立镜前脱去上衣,在明亮的光线下,面对镜子对两侧乳房进行视诊(见图 1、图 2、图 3),比较双侧乳房是否对称,注意外形有无大小差别和异常变化。其异常体征主要包括:乳头溢液、乳头回缩、皮肤皱缩、酒窝征、皮肤脱屑及乳房轮廓外形有异常变化。

方法二,触诊:可平躺在床上,被检测手臂上升,用对侧手指的扁平部(而非指尖)触摸乳房及腋窝淋巴结,关键是手指要并拢伸开,手掌手指呈一平面,触摸乳房,而不能用手指抓捏。

自我检查

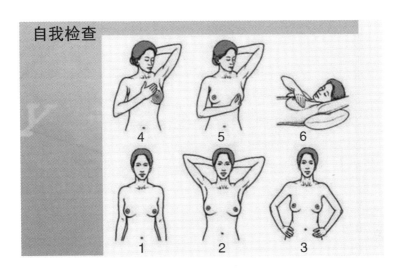

通过自我检查,发现下列情况要到医院咨询、检查:

1)双侧乳房不对称。

2)乳房有肿块或硬结或质地较前变硬,呈片膜状改变,且与月经周期无关。

3)乳房皮肤有诸如水肿、凹陷、不完整等变化。

4)乳头有溢液、凹陷。

5)乳晕区有"湿疹样"改变。

6)腋窝触及淋巴结。

(2)乳腺 B 超

40 岁以上妇女每年行乳腺 B 超检查 1 次。

(3)乳腺钼钯

40～50 岁妇女每 2 年行乳腺钼钯检查 1 次;50 岁以上每年行钼钯检查 1 次。

第七节　脑肿瘤

1. 为什么要重视脑肿瘤？

　　脑肿瘤又称颅内肿瘤,其病因不明,肿瘤发生于脑、脑膜、脑垂体、颅神经、脑血管和胚胎残余组织者,称为原发性颅内肿瘤。我国脑肿瘤发病率较前增加,每年新发脑肿瘤约 10 万人,其中男性约 5 万人,女性约 5 万人。每年约 6 万人死于脑肿瘤,其中男性约 3 万人,女性约 3 万人。

2. 脑肿瘤早期症状有哪些？

　　(1)头痛:约见于 80% 的患者,是最常见的早期症状,但不是诊断的主要依据。

　　(2)呕吐:清晨多见,呕吐多与剧烈头痛相伴随,有时可呈喷射性。

　　(3)视神经乳头水肿:早期无视力障碍,随着时间的延长,病情的发展,出现视野向心性缩小,晚期视神经继发性萎缩则视力迅速下降。

3. 脑肿瘤危险因素有哪些？

　　(1)先天胚胎发育过程中原始细胞或组织异位残留于颅腔内,在一定条件下又具备分化与增殖功能,可发展成为颅内先天性肿瘤。

　　(2)部分脑肿瘤有家族遗传因素,多发性神经纤维瘤是典型的遗传性神经系统肿瘤,约半数患者有家族病史。

　　(3)一些脑部创伤或射线照射的刺激等有造成脑瘤的可能,也是容易引起脑瘤的病因。

　　(4)一些脑肿瘤患者有化学致癌物质的接触史,如接触被污染的水源、饮食、致癌物质等。

（5）肉瘤病毒、脱氧核糖核酸病毒、多瘤病毒、猴空泡病毒等病毒感染，可诱发脑肿瘤。

4. 如何进行脑瘤预防？

建议 40 岁以上人群每年进行一次体检，一般先行脑电图检查，在出现轻微头痛、恶心、呕吐或精神障碍的时候，要警惕脑肿瘤出现，这类人群可检测动态脑电图，很多脑肿瘤患者的脑电图会出现异常，如脑电图异常可行低剂量 CT 及核磁共振检查以明确诊断。

第八节　宫颈癌

1. 为什么要重视宫颈癌？

宫颈癌是女性最常见的恶性肿瘤之一，其发病率在女性仅次于乳腺癌，占女性癌的第二位。宫颈癌发病率有明显的地区差异，一般农村高于城市。我国每年新发宫颈癌约 10 万人，每年约 3 万人死于宫颈癌。

2. 宫颈癌早期症状有哪些？

（1）年轻患者常表现为接触性出血，发生在性生活及妇科检查时出血。出血量可根据侵及间质内血管的情况而定，早期出血量少，一旦侵蚀较大血管可能引起致命性大出血。

（2）年轻患者也可表现为经期延长、周期缩短、经量增多等。

（3）老年患者常主诉绝经后不规则阴道流血。

3. 宫颈癌危险因素有哪些？

（1）年龄在 35 岁以上的已婚妇女，有宫颈糜烂或宫颈裂伤者。

（2）性交出血或排便后阴道出血。

（3）阴道不规则出血，尤其是绝经后阴道再出血。

（4）长期用雌激素治疗者。

（5）男性包皮垢有刺激产生子宫颈癌的危险性。

4. 如何进行宫颈癌筛查？

有性生活的妇女，每年应到有妇产科的医院做抹片检查，及早发现前期病变，及早治疗。抹片检查的方法比较简便，只要从子宫颈刮取少量细胞组织，就能得出检查结果。21 岁以后每年做一次宫颈防癌细胞学抹片检查，如果连续三年没有问题，可以每两年检查一次。如果发现病变，及时采用手术及放疗等治疗手段，可以防止癌症的扩散，愈后的效果也很不错，尽可能避免因癌变严重而切除子宫和卵巢，影响患者的生活质量。

第九节　胰腺癌

1. 为什么要重视胰腺癌？

胰腺癌是常见的恶性肿瘤，是一种恶性程度很高，诊断和治疗都很困难的消化道恶性肿瘤，发病率和死亡率近年来明显上升。5 年生存率＜1％，是预后最差的恶性肿瘤之一。据最新统计，我国每年新发胰腺癌约 9 万人，其中男性约 5 万人，女性约 4 万人。每年约 8 万人死于胰腺癌，其中男性约 5 万人，女性约 3 万人。胰腺癌早期的确诊率不高，手术死亡率较高，而治愈率很低。

2. 胰腺癌危险因素有哪些？

目前对胰腺癌高危人群的定义还没有达成共识，但是 50 岁以上，长期吸烟、饮酒，有高血压、糖尿病及高血脂的患者应密切关注，以及慢性胰腺炎人群应该高度重视。

3. 胰腺癌早期症状有哪些？

多数恶性肿瘤有一个共同的特点，即早期的临床表现往往不典型。对于胰腺癌来说，大多数患者的主要症状是上腹部不舒服。有些患者可能会出现消化不振、食欲不好，或一段时间内不明原因的体重明显下降。如出现以下几点，需到医院进行检查：

（1）腰背部疼痛，消化不良，甚至出现黄疸。

（2）非糖尿病患者出现的血糖异常升高，或胰腺炎反复发作。

（3）短期内不明原因的体重明显下降。

4. 如何进行胰腺癌筛查？

每个人都应该关注自己的健康，30 岁以上者要坚持至少每年一次的例行体检。一旦出现腹胀、腹痛、发热，甚至有糖尿病、胰腺炎、体重下降等症状，应该马上去专科医院检查。争取早期发现、早期治疗。30 岁以上者应每年做一次腹部 B 超检查，如有怀疑还应加做腹部增强 CT 检查。

第十节　甲状腺癌

1. 为什么要重视甲状腺癌？

甲状腺癌是来源于甲状腺上皮细胞的恶性肿瘤，按病理类型可分为乳头状癌、滤泡状腺癌、髓样癌以及未分化癌。甲状腺癌大多预后较佳，但其中未分化癌预后极差，平均存活时间 3～6 个月。甲状腺癌中以乳头状癌在临床上较为多见。我国近年来随着 B 超技术大幅度提高，甲状腺癌检出率大大增加，每年新发甲状腺癌约 90 万人，其中男性约 22 万人，女性约 68 万人。每年约 0.6 万人死于甲状腺癌,其中男性约 0.2 万人,女性约 0.4 万人。

2. 甲状腺癌早期症状有哪些?

甲状腺癌早期临床表现不明显,一般为患者或家人就医时医生偶然发现颈部甲状腺有质硬而高低不平的肿块,多无自觉症状。颈部肿块往往为非对称性硬块;甲状腺结节肿块可逐渐增大,随吞咽上下活动,并可侵犯气管而固定;肿块易较早产生压迫症状。

3. 甲状腺癌危险因素有哪些?

(1)电离辐射是目前唯一一个已经确定的致癌原因。

(2)性激素可能参与了甲状腺癌的发生发展,18～40 岁女性激素水平是一生中最高的时候,所以这一年龄段也是甲状腺癌发病的高峰期。

(3)部分甲状腺结节会发生癌变,要及时治疗,定期复查。

(4)缺碘或碘过量摄入,使甲状腺癌的发病率明显增高。

(5)家族因素:在甲状腺髓样癌患者中较多见。

4. 如何进行甲状腺癌筛查?

30 岁以上者每年进行一次甲状腺超声检查。甲状腺超声除可以明确甲状腺肿瘤的大小、边界外,还可以初步判断肿块的性质,其良恶性的符合率达 90% 以上,是重要的常规检查手段。

第三部分　科学就医与合理用药

第五章　科学就医

现阶段我国各种类型和等级的医院很多,但大多数人生病了都选择去大医院,致使大医院门庭若市、一号难求,而小医院门可罗雀,造成了"看病难、看病贵"的现状。其实,如果我们能做到"科学就医","看病难、看病贵"就可缓解。科学就医是指合理利用医疗卫生资源,选择适宜、适度的医疗卫生服务,有效防治疾病、维护健康。科学就医与每个人的身心健康都息息相关,涉及生命过程中的各个阶段,只有做到科学就医,才能最便捷、最经济、最有效地解决自身所面临的健康问题。

第一节　分级诊疗

1. 我国医院如何划分等级?

目前,我国医院按照床位规模和所能提供的服务质量分为三级,每级医院又分为甲、乙、丙三等,其中三级医院增设特等,因此医院共分三级十等。

(1)一级医院:直接为社区提供医疗、预防、康复、保健等综合服务的基层医院,主要包括社区卫生服务中心和乡镇卫生院。

(2)二级医院:可向多个社区提供综合医疗卫生服务和承担一定教学、科研任务的地区性医院,如县级医院。

(3)三级医院:提供高水平专科性医疗卫生服务和执行高等医学教学、科研任务的区域性以上的医院,如中央级医院、各医科大学的附属医院、各省人民医院、各大军区总医院,在小城市一般为市级人民医院及驻军的解放军医院。

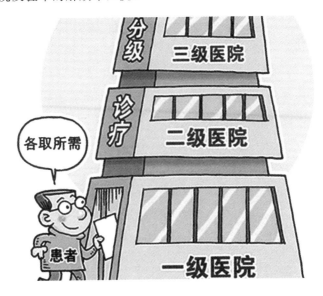

2. 什么是"分级诊疗"?

分级诊疗是我国目前提倡的就医方式,通俗地讲,就是"小病在社区,大病去医院,康复回社区"。

（1）小病在社区:一些常见病、多发病,如感冒、发烧应首选一级或二级医院就诊,避免盲目去大医院;普通的急诊,如一些轻微的外伤、急性疼痛等也应及时就近就医。

（2）大病去医院:疑难杂症、复杂的疾病等应该选择专业、正规的大医院或专科医院就诊;在小医院不能或难以确诊,或治疗效果不好的疾病,可以转到大医院或专科医院继续诊治。

（3）康复回社区:大病重病经过大医院或专科医院确诊、治疗,出院后可以回到基层医院进行康复。

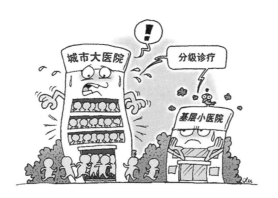

3. "分级诊疗"有什么好处?

(1)节省看病的时间和费用:一些常见病和多发病,如果患者首选一级或二级医院就诊,而不是盲目地去三级医院,可以节省时间、费用,避免不必要的浪费。

(2)获得更细致和全面的医疗服务:由于一级和二级医院数量多,分布广泛,在这些医院就诊可以避免三级医院门诊挂号难、等候时间长以及医生和患者之间沟通时间较少等问题,可为患者提供更为细致、全面的健康服务。

4. 什么是"双向转诊"?

"双向转诊"是由政府牵头对城市医疗资源进行优化整合的一种医改方法。目前,全国很多地区都建立了"双向转诊"制度,包括:

(1)"下转上":某些疾病在一、二级医院无法诊治,或危重患者,可以转到相应的三级医院治疗。由于在一、二级医院已进行了初步诊断,提供了前期诊疗信息,转到三级医院可以更有针对性地选择科室,提高就诊效率。

(2)"上转下":上一级医院对诊断明确、经过治疗病情稳定并转入恢复期的患者,确认适宜者,可以重新让患者返回所在辖区社区卫生机构进行后续治疗和康复。

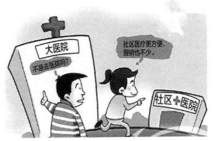

"下转上"流程　　　　　　　　　　　"上转下"流程

门诊病人		门诊、住院病人

| 社区卫生服务中心 | | 上级医院 |

| 符合下转上条件 | | 符合上转下条件 |

| 预约上级医院门诊检查、住入院，开具双向转诊单 | | 上级诊疗意见、检查结果、出院信息，开具双向转诊回执单 |

| 上级医院免收普通门诊挂号费 | | 社区卫生服务中心 |

| 门诊、检查、住院 |

| 住院康复 | 上门随访 | 门诊 |

5."双向转诊"有什么好处？

（1）缓解大医院拥挤、小医院冷清的现象：小病分流到社区后，使社区医院医疗资源闲置现象得到改观；同时使大型医院由于康复期患者"压床"造成的医疗资源紧缺矛盾得到一定程度的缓解，大病到大医院也不会人满为患、看不上病。

（2）保障大病得到及时救治：社区群众遇到疑难重病以及原有疾病加重或出现复杂变化时，可以通过"双向转诊"获得及时有效的保障，避免延误诊疗时机。

（3）节省医疗费用：小病分流到社区后，还可以降低小病的医疗费用；另外，大型医院的住院患者经治疗稳定后，可以转诊到社区医院进行后续的康复治疗，既节省了医疗费用，又为其他急需住院的疑难危重患者创造了救治机会。

6. 如何选择就诊的科室？

通常有以下几种方式可以知道，生病了该去看哪个科的医生：

（1）对于发热者，最好去发热门诊；对于腹泻者，应该去肠道门诊。

（2）对于一般的疾病，只要不是急重症或外伤，可先挂全科医学科。

（3）可以先到医院后，再到咨询台去咨询。

（4）也可以先到你认为最有可能的科室就诊，然后首诊医生会告知你该去哪个科。

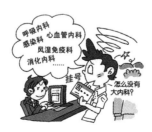

常见症状的科室选择

	症　状	科　室
1	发热、咳嗽、咯血、呼吸困难、呃逆、胸痛等	呼吸内科
2	恶心、呕吐、便秘、腹泻、吞咽困难、食欲异常、胃肠胀气、呕血、便血、黄疸等	消化内科
3	心悸、发绀、心绞痛、高血压、低血压、脉搏异常等	心血管内科
4	蛋白尿、尿色异常、尿量异常、尿路结石等	肾内科
5	头痛、面瘫、瘫痪、昏迷、抽搐、眩晕、肌肉萎缩、不自主运动、步态障碍等	神经内科
6	肥胖、消瘦、水肿、生长发育异常、尿量异常、尿糖异常、甲状腺肿、突眼等	内分泌科
7	出血、贫血、紫癜等	血液科
8	肿瘤的非手术治疗	肿瘤科
9	腹痛、腹胀、黑便、腹部包块、乳腺肿块等	普外科
10	咯血、胸部肿瘤、食道疾病、肿瘤等	胸外科
11	先天性心脏病、大血管畸形等疾病	心血管外科
12	肾、输尿管、膀胱、外生殖器畸形、损伤、结石、肿瘤等	泌尿外科
13	脑中风、脑肿瘤、头颅外伤、周围神经损伤等	神经外科
14	牙痛、牙龈出血、龋齿、补牙、牙齿矫正等	口腔科
15	听力障碍、长期流鼻涕等	耳鼻喉科
16	沙眼、红眼病、视力障碍等	眼科
17	各种物理、化学烧伤及皮肤整形	烧伤科
18	女性痛经、白带异常、阴道出血、闭经、下腹部包块、不孕等	妇科
19	生育检查、分娩、产前产后疾病	产科
20	12岁以下儿童，除眼、耳、鼻、喉、皮肤以外的内、外科疾病	儿科

7. 如何选择医生？

一般来说，医院的普通门诊大都可随时就诊，而专家门诊通常都有限号，当天就诊挂号困难。因此，建议在初诊时选择普通门诊。特殊的、疑难的、复杂的疾病，也就是那些在普通门诊不能解决的问题，才去专家门诊，这样也会省时、省力、省钱。

第二节　健康体检

1. 为什么定期体检很重要？

定期进行健康体检，一方面有利于对疾病的早发现、早诊断、早治疗；另一方面，能够加强对自己身体机能状况的了解，及时改变不良的生活习惯，减少健康危险因素，提高健康水平。因此，定期体检是很有必要的。

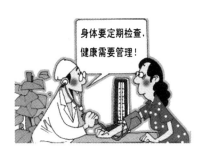

2. 如何选择体检机构？

建议选择综合性医院的体检中心或正规的体检机构进行健康体检。体检前可咨询导诊台护士，了解各医院或体检机构具体的体检流程。一般来说，好的体检机构会提供以下几方面服务：

(1)个性化的体检方案；

(2)体检前详细说明注意事项；

(3)体检时的优良环境；

(4)专业解读体检报告；

(5)完善的随访体系。

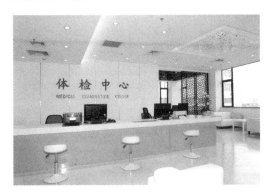

3. 体检项目怎么选择？

目前各医院的体检中心一般会提供针对不同人群的"体检套餐"，可以根据自己的具体情况和医生的建议，选择适合自己的套餐。常规的体检套餐包括：

(1)一般体格检查：内科、外科、妇科、耳鼻喉科、眼科、口腔科。

(2)功能检查：心电图、胸片、B超(包括肝、胆、脾、肾和生殖系统)等影像学检查。

(3)生化检验：血、尿、粪便常规及血糖、血脂、肝肾功能、甲状腺功能和乙肝五项等化验检查。

(4)除此之外，情绪抑郁、焦虑、烦躁的人还可加一项心理咨询。

另外，建议中老年人，特别是50岁以上的中老年人，除了常规体检项目，还可以有针对性地增加一些项目，如心脏检查、胃肠镜检查、乳腺检查、癌症筛查、骨密度检查、前列腺检查、餐后血糖检查、眼底检查等。

4. 多长时间进行一次体检？

常规健康体检的频率，根据年龄、性别、职业、健康状况和家族病史等，因人而异。一般来说：

(1)身体健康的年轻人：通常每1～2年进行一次体检。但体质较差，尤其是有高血压、冠心病、糖尿病、精神病和肿瘤等疾病家族史的人，建议每年检查1次。

(2)中老年人：由于各方面机能下滑，身体进入"多事之秋"，检查的间隔时间最好缩短至半年左右。特别是60岁以上的老年人，建议间隔时间在3～4个月。

(3)工作中与有毒有害物质密切接触的人员，还应定期进行专项检查，以便早期发现职业病。

5. 体检有哪些注意事项？

(1)空腹去体检。体检通常需要采血，而采血需要空腹，所以体检前应禁食禁饮10～12小时。在完成所需的空腹检查后，可按日常习惯进食，再进行其他检查。

(2)不要随意舍弃某些检查项目。体检表内设定的有些检查项目，如肛门指诊检查，对40岁以上受检者直肠肿物的发现尤为重要。有的受检者因怕麻烦或害羞，自动放弃该项检查，若真有病变，就会失去治疗的最佳时机。

(3)重视体检结论。体检结论是医生根据各科的体检结果，经过综合分析对受检者开的健康处方，对纠正不良生活习惯、预防和治疗疾病有重要的指导意义。因此，要仔细阅读和认真实施，使体检的意义得以体现。

(4)保管好每次的体检报告。参加体检者可以将每次的体检报告统一保存起来，为自己建立个人健康档案，以便日后就医时作为参考。

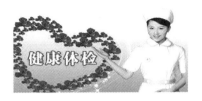

第三节　特殊门诊

1. 什么是发热门诊、肠道门诊？

发热俗称"发烧"，腹泻俗称"拉肚子"，发热和腹泻可能与多种急性传染性疾病有关。为此，国家规定相应的医院必须设立发热门诊和肠道（腹泻）门诊，专门用于排查传染病疑似病例、治疗相应的疾病。患者在出现发热或腹泻症状后，应及时到正规医院的发热门诊或肠道（腹泻）门诊就诊，排查急性传染病发生的可能性，以免将疾病传染给他人。

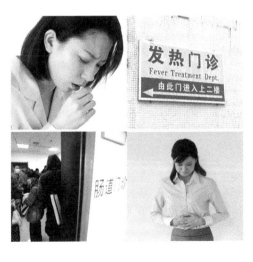

2. 去发热门诊或肠道门诊就诊会不会被传染?

发热门诊和肠道(腹泻)门诊的开设使发热或腹泻患者能够更加安全、方便、快捷地就诊,得到更加周到的服务和及时的专科治疗。政府主管部门对这些特殊门诊的地点、布局、通风设备和医护人员的配置都有一定要求,对门诊的空气和物品消毒进行严格监控。因此,发热或腹泻患者可以放心前往这些门诊就诊,完全没有必要担心怕传染而拒绝就诊。

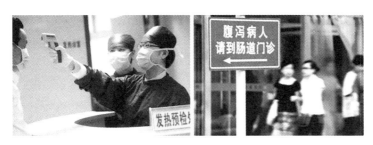

3. 什么时间开设发热门诊或肠道门诊?

根据传染病流行的特点,各医院肠道门诊每年的开设时间通常为5月至10月,可根据疫情适当提早或延长。发热门诊一般常年开设。发热门诊或肠道门诊开设期间,都要求专人、专室、专设备,24小时有医护人员值班。

4. 去发热门诊或肠道门诊就诊要注意什么?

(1)发热患者就诊途中应佩戴口罩以做好个人呼吸道防护,尽量远离人群密集的地方,防止相互传染。

(2)根据传染病防治相关法律法规的要求,医务人员会登记发热或腹泻患者的相关信息,患者应积极配合,提供真实有效的信息。

(3)告诉医生发病前是否到过禽流感疫区、是否与家禽类接触、是否吃过可疑食物等情况,以便医生作出准确诊断。

（4）如果经判断是可疑的有传染性的患者，则马上会被安排到医院的传染科进行隔离观察，或转到指定医院进行治疗。

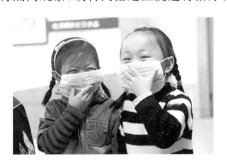

第四节　就医流程

1. 如何预约挂号？

患者如需去大型医院就诊，最好提前挂号，也就是预约挂号。预约挂号可以合理分流患者，实现分时段就诊，提高就诊效率，节省医患双方的时间，避免患者集中排队，并可减少院内交叉感染的机会。目前各地医院普遍使用的预约挂号方式主要有以下几种：

（1）医院现场预约：患者可以到医院的人工挂号窗口预约挂号，也可以在医院的自助服务机上使用医保卡或健康卡按提示进行预约挂号。

（2）电话预约：最简便、直接的预约方法就是拨打医院挂号预约电话；或利用"12580"服务热线，用户只需要通过电话拨打"12580"并按语音提示或转人工服务即可实现预约挂号。

（3）网络预约：目前很多地区都开通了网上预约挂号统一平台，患者可以通过网上注册和实名认证后，选择所需的医院、科室或医生进行预约挂号；另外，大部分医院的官方网站上也可以进行预约挂号。

（4）支付宝、微信或手机 APP 预约：这些新兴的预约挂号方式只需要借助手机便可实现。患者可以随时随地在手机上登录相关页面，按提示进行预约挂号。

总之，不同的挂号方式各有特色，患者可根据自身情况，合理选择预约挂号方式，并在约定的时间段内前往医院相应的科室就诊。注意，预约成功的患者如果不能按时就诊，请提早取消预约，否则可能会影响下一次的预约挂号。

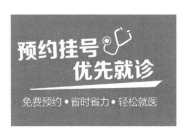
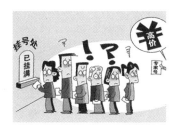

2. 挂号看病有哪些小窍门？

（1）建议在看病前通过医院官方网站、"12320"卫生热线等正规渠道了解相关信息，对医院专业特色、科室分布、出诊信息等进行初步了解，做到心中有数，根据自身情况有针对性地选择预约挂号。

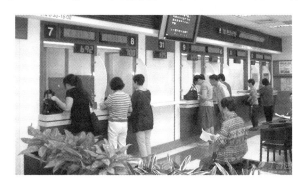

（2）挂号前，先要甄别病情的缓急，以决定挂门诊还是挂急诊。

（3）不确定自己的疾病属于哪一科时，可先挂普通门诊号，经检查后再看专科门诊或专家门诊。

（4）如病情允许，可以选择冷门时段看病，比如上午迟点去或下午再去，等候时间会大大缩短。

（5）看病需要花时间，如是外地患者，最好提早预留出充分时间做检查、等化验报告，以便医生有充分的时间分析病情。

3. 就诊前需要做好哪些准备？

（1）检查前一天最好洗个澡，不喝酒不熬夜，不吃猪血之类的血制品，不做剧烈运动。

（2）早晨最好不吃早餐，以免空腹抽血等检查项目因进食而不能进行。

（3）宜穿宽松的衣服，便于医生检查；女士不要抹口红、搽粉底、涂指甲油、贴假睫毛等，以免影响医生的判断。

（4）如需做胃镜、钡餐等检查，不要穿高领衣服，以免胃内容物反流，弄脏衣服。

（5）需要拍胸片或胸部透视的，不要穿胸部有金属、大纽扣或大印花的衣服，以免影响拍片结果。

（6）中医科就诊前，不要吃容易影响舌苔颜色的食物，如辣椒、牛奶、豆浆、葡萄、杨梅、乌梅、橘子等。

（7）就诊前，最好对自己的病情进行一次梳理，以便医生能更好地了解病情，作出准确的判断。

4. 就诊时必须携带哪些资料？

（1）有效身份证件。就诊时（不包括急诊），必须携带有效身份证件进行实名挂号，有效身份证件包括身份证、户口本、社保卡、驾驶证、护照、暂住证、军人证等。

（2）既往病历。病历是关于患者疾病诊疗情况的文件资料，是医务人员正确诊断和制订治疗方案不可缺少的重要依据。就诊时携带完整的既往病历，包括既往的门诊病历和住院病历，有助于医生更快、更准确地作出诊断。

（3）各项检查资料。就诊时携带以往的化验单、影像检查报告等，可以避免重复检查，节省时间和费用。

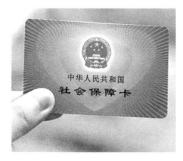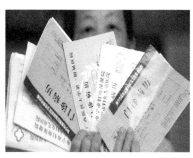

5. 就诊时如何与医生有效沟通？

患者与医生的沟通，是医生了解病情的基本手段，也是医生进行诊疗的开始。患者与医生沟通的主要方式就是患者向医生陈述病情。看病时最好由患者本人陈述病情，如患者因特殊情况无法亲自陈述病情，应当由了解病情的家属代为陈述。在陈述病情时，要尽量如实、准确、全面地说明与疾病有关的问题，切勿夸大或隐瞒病情。就诊时应该告诉医生的信息有：

（1）来看病的原因、症状、发病部位和发病次数等；

（2）发病时间和持续情况；

（3）主要症状、自己对病因的判断；

（4）既往史，即以前的发病情况；

（5）过敏史，即是否对某些药物、食物或花粉过敏；

（6）家族史，即是否有直系或旁系亲属患有相同的或相关的疾病；

（7）用药史，即正在吃哪些药等。

第五节　急救电话

1. 什么情况下可以拨打"120"急救电话?

"120"是全国统一的急救电话号码,服务对象是灾害事故和急危重症患者,24 小时有专人接听。一旦在医院外发生急危重症和意外伤害需紧急医疗救助时,应立刻拨打"120"急救电话。常见的需要立即拨打"120"急救电话的情况有:

(1)头痛剧烈,呕吐,血压明显升高,大于 180/120mmHg;

(2)突然不能说话,口角歪斜,伸舌偏斜,一侧肢体麻木无力;

(3)突然昏倒,呼之不应超过 5 分钟;

(4)哮喘突然发作,只能坐着呼吸,不能平卧,嘴唇发紫;

(5)呼吸困难,四肢水肿,不断咳出白色或粉红色泡沫痰;

(6)胸痛持续 30 分钟以上,服用硝酸甘油不缓解,并伴有后背放射痛、大汗淋漓等症状;

(7)大量呕血或深咖啡色样物质,或咯血不止、出血量较大;

(8)心悸气短,脉搏每分钟跳动 120 次以上,或每分钟 50 次以下;

(9)突然发生抽搐并且长时间不停止,或间歇性反复发生抽搐;

(10)突然剧烈腹痛,女性同时出现阴道流血或怀孕破水等情况;

(11)进餐后短时间内出现恶心、呕吐、腹痛、腹泻等疑似食物中毒症状;

(12)怀疑发生烈性传染病;

(13)遭遇车祸或外伤,如颅脑外伤或肢体活动障碍,怀疑有骨折;

(14)灾害事故,如地震、火灾、爆炸、化学损伤等。

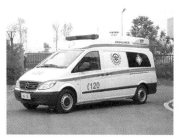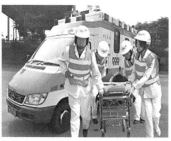

2. 如何正确拨打"120"急救电话?

为了确保急救人员获得急救所需的全部信息,尽快使患者得到救治,家属或路人拨打"120"急救电话时,切勿惊慌,应保持镇静、听清问话、明确回答、说话清晰简练,同时还应做到以下几点:

(1)说清楚具体地点:事发地点最好精确到××区××街××号××室,或现场附近显著的地标,如:××商场旁、××酒店旁等。情况允许时可在小区门口或马路交叉口接应救护车。

(2)说清楚发生了什么:求助者要说清楚患者是自行发病,还是发生了车祸、外伤等,这有助于急救人员携带特定的急救设备和器械到现场,如固定夹板、除颤器、防毒面具和防护服等。

(3)说清楚患者的身份:患者的年龄、性别、病患人数,这些都要说清楚,以便急救人员确认患者身份,避免救错人,以及决定派多少车辆。

(4)说清楚详细的病情:患者是呕血、胸痛、呼吸困难,还是昏迷、外伤出血,这些信息可以帮助急救人员初步判断伤病情况,以及是否需要紧急处置。

(5)不要急于挂电话:一定要在"120"接听人员挂断电话以后再放下话筒,以确保急救人员获得急救所需的全部信息。

(6)保持电话畅通:拨打完"120"后,尽量别去拨打其他电话。在急救车出车后,急救人员还会通过电话与求助者进行联系,以进一步确定病情变化以及地址。所以,此时务必保持联系电话畅通。

(7)如需取消用车,请再次拨打"120"确认。否则,由于急救车辆不够用,有可能延误另一个危重患者的抢救。

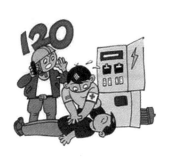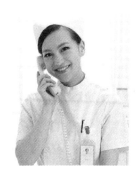

3. 什么是"12320"卫生热线?

"12320"是原卫生部于2005年年底开始在全国启用的一个统一、便于记忆和使用的公共卫生公益热线电话,目前已在全国绝大多数省份开通,服务对象为境内所有人,可为其提供24小时免费的就医指导、咨询、预约诊疗、投诉、举报、建议、表扬、戒烟干预和心理援助等服务。这条热线不收取任何咨询费用,与拨打普通电话一样,只需支付电话费即可。

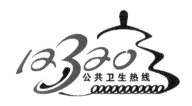

4. "12320"卫生热线具体有哪些功能?

目前,各城市的"12320"热线主要受理公众的三大诉求:咨询、投诉和举报、意见和建议。

(1)咨询:包括卫生政策法规咨询,例如医疗惠民政策咨询、怎样处理医患纠纷等；健康知识咨询，例如高血压等慢性病如何防控、去哪里进行疫苗接种以及疫苗是否安全、如何预防各种传染病等；就医指南，如各医院就医特色等。

（2）投诉和举报：公众也可以通过"12320"进行医疗服务投诉和公共卫生投诉，或对违反卫生法律法规案件进行举报，比如医生无执业资格开展诊疗行为、游泳池水质不合格等。

（3）意见和建议："12320"也接受公众对公共卫生工作的意见和建议，公众对"12320"有何建议、意见也可提出，并会在规定时间内得到回复。

此外，"12320"还有一项重要功能，就是提供戒烟服务，主要以电话干预的形式帮助吸烟者戒烟。咨询员会首先对咨询者的吸烟行为和戒烟意愿进行评估，随后为其制定一套咨询流程，并提供一系列戒烟咨询服务。目前"12320"卫生热线的戒烟干预服务已在各大城市开展，并取得了良好的效果。

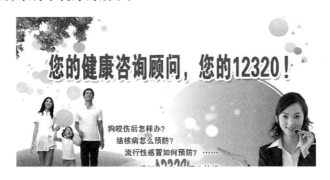

第六章　合理用药

第一节　处方药与非处方药

1. 什么是处方药？

处方药就是必须凭医生处方才能调配、购买和使用的药品,必须在医生的指导下使用。

2. 什么是非处方药(OTC)？

非处方药就是不需要医生处方即可自行选购、使用的药品,药盒上有 OTC 字样。

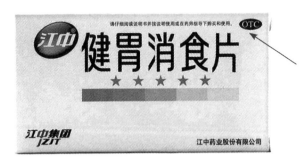

3. OTC 标志为什么有红绿之分？

OTC 分甲类 OTC 和乙类 OTC,甲类红底白字,乙类绿底白字。

甲、乙两类 OTC 都可以在药店购买,乙类 OTC 由于安全性更高,还可以在经过批准的超市、宾馆、百货商店等处购买。因此,在日常进行自我药疗时,更推荐大家使用乙类 OTC。

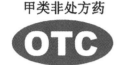

甲类非处方药

须在药店由执业药师指导下购买和使用

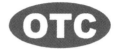

乙类非处方药

除可在药店出售外,还可在食品药品监管部门批准的超市、宾馆、百货商店等处购买

第二节　药品的购买与使用

1. 如何购买与使用处方药?

处方药应凭医生处方到医院药房或药店购买,并在医生的指导下使用。

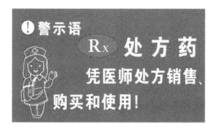

2. 如何购买与使用非处方药(OTC)?

非处方药(OTC)不需要医生处方,可直接从药店购买,用药前须仔细阅读药品使用说明书,并按说明使用或在药师指导下购买与使用。

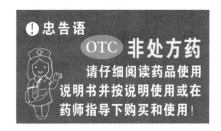

3. 自行购买并使用非处方药(OTC)应该注意什么?

(1)到正规药店购买,必要时咨询店内药师。

(2)要看包装盒上的批准文号、药品说明书,并保留购买凭证。

(3)任何药物都有毒副作用,只是程度不同,非处方药较为安全,也是相对而言的,故不能盲目购买使用。

(4)如果病因不明,病情不清,不建议使用非处方药。

(5)若用药后不见效或有病情加重迹象,甚至出现皮疹、瘙痒、高热、哮喘以及其他异常现象,应立即停药,去医院诊治。

第三节　用药原则

1. 用药的原则是什么?

用药要遵循能不用就不用,能少用就不多用,能口服就不肌内注射,能肌内注射就不输液的原则。将药物直接输入血液,不良反应的发生率和严重程度要高于其他给药途径,严重者可导致休克,甚至危及生命。

2. 什么情况下需要输液？

（1）由于各种原因不能经口服途径给药，如消化功能差等。

（2）严重急症，口服不能缓解时。

（3）需用药物仅能经静脉途径给予，如某些化疗药物。

（4）其他特殊情况。

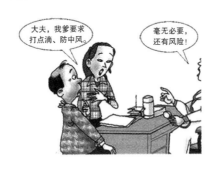

第四节 药物不良反应

1. 什么是药物不良反应？

合格药品在正常用法用量下出现的与用药目的不相符，并给患者带来不适或痛苦的反应，统称为不良反应，如常见的头痛、恶心、便秘等，不包括无意或故意超剂量用药引起的反应及用药不当引起的反应。不良反应一般是可以预知的，但不一定可以避免，有的甚至难以恢复，如庆大霉素引起的神经性耳聋。但是，只要合理用药，就能避免或使其危害降到最低限度。

2. 药物不良反应包括哪些？

药物的不良反应包括副作用、毒性反应、变态反应、后遗效应、停药或撤药反应、继发反应、特异质反应等。如某些人对青霉素过敏，就是变态反应，长期应用广谱抗菌药物引起二重感染就是继发反应，致癌、致畸胎、致突变的三致反应属于慢性毒性反应等。

3. 一旦怀疑发生药物不良反应该如何处理？

如怀疑发生药物不良反应，首先要停止服用可疑的药品，并向医生咨询，在医生的指导下采取相应措施。若确属药物不良反应，今后应慎重服用该种药品，情况严重的，应避免再次服用。

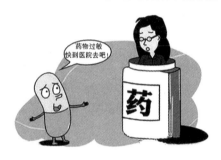

第五节　特殊人群用药

1. 老年人用药应该注意什么？

（1）掌握服药技巧。老年人可能因缺乏唾液分泌，吞咽药丸困难，可在吞药片前先喝一两口温水湿润喉头，然后再服药，并服用一杯温开水。

（2）用药品种不宜多。许多老年人患有多种疾病，接受多种药物治疗，同时服用多种药物，容易因药物的相互作用而增强毒性反应。

（3）定量、准时服药。老年人记忆力衰退，容易忘记服药，但药物必须定时、定量服用，才有预期的效用。

（4）慎重服用某些药物。由于老年人机体各器官的功能衰退，一旦用药出现不良反应就比较严重,因此对某些药物必须慎重使用,如解热镇痛药、泻药、含伪麻黄碱的感冒药、胃肠解痉药等。

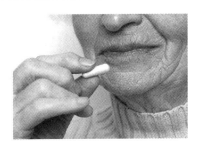

2. 儿童用药应该注意什么?

正确计算儿童用药量。儿童用药量绝不能"差不多""大概",药量不准,不是难以奏效,就是容易因药物过量而产生不良反应。婴幼儿用药更要考虑其生理特点,慎重用药。

(1)不能给儿童服用成人药。有些药物对儿童是禁用的,如处方药中的喹诺酮类药物,18岁以下患者禁用;非处方药中的盐酸雷尼替丁,8岁以下儿童禁用。

(2)不要过分依赖药物。很多家长过分依赖退烧药,小儿发烧不退,频频让其服用解热药,这种做法是不妥的。其实在体温不超过38℃时,只要多喂开水即可;再高时可采取物理降温,如枕冷水袋、酒精擦浴等。

(3)不滥用抗菌药物。抗菌药物是处方药,应由医生根据病情开

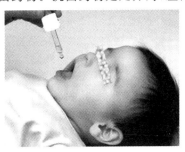

方服用。

（4）不滥用维生素。一些父母误认为维生素类是营养剂而不是药物。其实任何一种营养剂，过量服用都会对儿童身体造成不良影响，尤其是脂溶性维生素服用过量会蓄积在体内，致慢性中毒，服用量过大还会致急性中毒。

（5）使用外用药。小儿使用外用药应小心，尤其是新生儿，他们的皮肤、黏膜面积相对比成人大，皮肤角化层尚未发育完善，故对外用、滴眼及滴鼻药物的吸收量都较多，过量使用可能引致中毒。

3. 孕妇用药应该注意什么？

（1）孕妈妈生病，必须要由医生来平衡用药的风险和收益。孕妇用药最危险的时期是妊娠刚开始的前 3 个月，此时胎儿正处于发育形成期，最易受药物的攻击，可引起胎儿畸形，甚至流产。因此，在此期间尽量不用任何药物，如必须用药应咨询医生或药师，权衡利弊后再用。

（2）因病情需要必须用药时，选择最小有效剂量和最短有效疗程，切勿长期服用。即使是妊娠 3 个月后至生产前，也尽量少用或不用药物，必须使用时，尽量选择经临床长期应用而安全的药物，尽量少用"新药"，以免影响胎儿生长发育。

（3）孕期如果使用抗菌药物，一定要小心，避免使用四环类和氨基糖苷类等抗菌药物，四环素类对胎儿牙齿有损害，链霉素、阿米卡星等氨基糖苷类对胎儿听神经有损害。

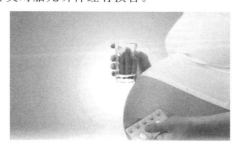

4. 哺乳期妇女用药应该注意什么？

(1)许多药物可由乳汁排出一部分,吃奶的婴儿吃了含药物的乳汁可能对婴儿身体有害,因此哺乳期妇女用药前应充分咨询医生。

(2)要尽可能选择局部用药而非口服用药,如乳膏、软膏、洗剂、阴道或直肠用栓剂。局部用药进入乳汁的剂量较少,可以有效减少对宝宝的影响。

(3)乳妇的用药时间应安排在给孩子喂奶之后,下一次喂奶应尽量推迟到用药 4 小时以后。哺乳期妇女还可通过减少用药次数的方法减轻药物对孩子的影响,这样通过乳汁传给宝宝的药量可以减少。

(4)有些药物确实是哺乳期妇女禁用的,若哺乳期妇女因病必须使用,则一定要停止喂奶。此类药物有几十种,常用药物如:阿司匹林、颠茄、西咪替丁、安定、伪麻黄碱等。故哺乳期妇女使用药物时,宜详细阅读药品说明书或咨询医生。

5. 肝功能不全患者用药应该注意什么？

(1)许多药物能引起或加重患者肝功能的损害,常见的药物有巴比妥类镇静药、氯丙嗪、苯妥英钠、吲哚美辛、异烟肼、利福平、吡嗪酰胺、甲睾酮及某些抗肿瘤药等。

(2)肝功能不好的患者要避免服用能加重肝脏损害的药物,服用其他药物也要严格遵守药品说明书规定的用法用量。

(3)用药过程中还要定期做肝功能化验,一旦发现肝功能异常,须马上停药,并咨询医生。

6. 肾功能不全患者用药应该注意什么？

(1)许多药物能加重肾脏的损害,例如巴比妥类镇静药、水杨酸类解热镇痛药、链霉素、庆大霉素、异烟肼等,所以患者用药前要认真阅读药品使用说明书,或向医务人员咨询。

(2)用药时一定要遵守说明书规定的用法用量。

第六节　认识保健食品

1. 什么是保健食品？

保健食品是指声称具有特定保健功能或以补充维生素、矿物质为目的的食品。即适宜于特定人群食用,具有调节机体功能,不以治疗疾病为目的,并且对人体不产生任何急性、亚急性或慢性危害的食品。

在我国,只有经过国家药品监督管理局的批准,才能称是保健食品,保健食品往往是对日常饮食的补充,它们本质上仍属于食品的范畴,只是针对特定的适宜人群有一定的保健功能。

2. 购买保健食品应注意什么？

(1)到合法店铺购买,正规保健食品经营企业应在店内悬挂《卫生许可证》或《保健食品经营企业卫生条件审核证明》,以及《营业执照》。

(2)认准标记,每个保健食品内外包装上都应有"蓝帽子"标记。

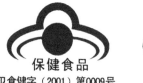
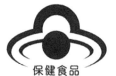

(3)购买保健食品时,宜向营业员明确说明买保健食品的目的。

(4)在选购之前,仔细阅读说明书,在商品标签或包装上,应标明主要原料、保健功能、适宜人群和不适宜人群、厂名厂址、使用方法、规格、储藏方法、保质期和注意事项等。

（5）要仔细查看包装上的生产日期、有效期等内容，不要买过期保健食品。

（6）保管好购物凭证，如购物小票或发票，万一质量有问题，购物凭证是投诉、索赔、维护自己权益的重要凭据。

第七节　药品存放

绝大多数药品都很容易受到环境因素的影响而发生物理、化学变化。引起这些变化的常见原因包括光线、湿度和热度等。在日常生活中，我们该如何保存药品呢？

我们应按说明书要求保存药品。药品保存的首要原则就是密封、避光、避湿、避热。

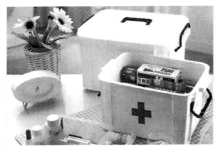

（1）密闭保存

密闭保存指药品应在密封的容器内贮藏，以防止药品风化、吸潮、挥发或进入异物。几乎所有的片剂（包括糖衣片、肠溶衣片、薄膜衣片、泡腾片、控释片、缓释片）、颗粒剂、散剂、胶囊剂及大部分中成药均需密封保存。

（2）注意避光

避光是指要用不透光的容器盛装药品，例如棕色容器或黑纸包裹的无色透明、半透明容器。对于药品说明书中要求遮光保存的药品,应尽量将其放在原包装中,若原包装已损坏或是分装的散片,可以把它们放在不透明的无毒无味的瓶子或盒子中贮藏。

（3）注意防潮

有些药物极易吸收空气中的水分,从而水解而使药品失效。如酵母片、复方甘草片、含碘喉片、维生素 B 片以及各种胶囊和糖衣片等,在存放这类药物时要注意防潮,最好放在家中阴凉干燥的地方。

（4）注意温度

液体制剂,如一般止咳糖浆、抗过敏糖浆、解热镇痛药或滴鼻剂,这些药水开瓶后,不需摆在冰箱内,只要在室温下保存即可。雾吸类药品应存放在室内较温暖的地方,以免在使用时发生喷药不畅、药物不均的现象。有特别提示需要放在冰箱中冷藏的,则需依标示处理,如肛门栓剂多数需要放在冰箱冷藏室中,以免软化。

（5）药品存放时,还要谨防儿童及精神异常者接触,一旦误服、误用,必须及时携带药品及包装就医。

第四部分　基本技能

第七章 血压、体温、脉搏、血糖的测量

第一节 血压的测量

1. 什么时间测血压最佳？

通常选择清晨（起床后早餐前）和晚间（晚饭后到睡前）测血压比较好。一般来说，清晨6时至8时是人体血压水平比较低的时间，而8时至10时可能出现血压高峰。晚间测量血压有助于对夜间血压的评价，对于预防心脑血管意外有重要意义。

2. 如何正确地测血压？

为保证血压测量的准确性和可比性，应做到四定：定时间、定部位、定体位、定血压计。测量血压前30分钟避免剧烈运动、进食、吸烟、饮酒、喝咖啡、情绪激动等，避免服用影响血压的药物（服用降压药的患者除外）；测量前精神放松，至少静坐休息5分钟。以上臂式电子血压计为例，测量步骤如下：

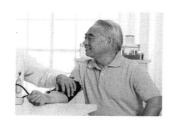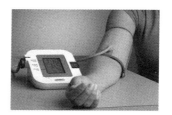

（1）静：保持安静，不说话。

（2）坐：最好坐着，双脚自然平放，把要测量的手臂放到桌上（一般选择右上臂），手臂伸直并稍外展，掌心向上。

（3）摸：用手摸肘部，在肘窝偏内侧一点可以感觉到跳动的血管，就是肱动脉，然后把血压计袖带的中心位置（一般血压计都有标记）放到肱动脉上，保持袖带与心脏在同一水平。

（4）绑：把袖带平整地绑在上臂中部，袖带下缘距离肘窝 2～3 厘米，松紧度以袖带和手臂之间可以放入 1 个手指为宜。

（5）按：按下血压计的"开始"按钮开始测量，一般的电子血压计会显示收缩压（高的数值）、舒张压（低的数值），还会显示脉搏，判断心跳的快慢。

（6）记：测完后，可以用本子记录下血压和脉搏，并记录测量日期、时间、左臂还是右臂、有无服药以及服药剂量，便于就诊时使用。

第二节　体温的测量

测量前 30 分钟避免运动、进食、喝冷热饮、洗澡等。如果在寒冷的冬季或炎热的夏季，刚进入室内最好不要马上量体温，可以在室内待 15 分钟后再测量。每支体温计最好固定测量某个部位，不要用同一支温度计测量不同的部位。

（1）口温测量：适合 4 岁以上的孩子。测量时，将温度计尖端（感温部）斜放在一侧舌下，向上顶住，夹紧舌下。测量时间：3 分钟。口温一般在 36.4℃～36.7℃。

（2）腋温测量：适合任何年龄段的人。测量前要确保腋下皮肤干燥，体温计的尖端（感温部）紧贴皮肤，屈臂过胸，夹紧体温计。测量时间：5～10 分钟。腋温一般在 36.0℃～36.4℃。

（3）肛温测量：比较适合 3 岁以下的宝宝。测量前用卫生纸擦净宝宝的肛门处，一手握住宝宝的双脚并提起，另一只手将体温计插入肛门,并将宝宝的双臀轻轻捏拢,固定体温计,注意不可插入过深。测量时间:3分钟。肛温一般在36.7℃～37.5℃。

（4）耳温测量:适合6个月以上的婴儿。测量前适当清洁一下耳朵,测量时需适当提拉耳廓,以保证耳道成一条直线。1岁以下的孩子,在测量时将耳朵轻轻拉向后下方;1岁以上的孩子,在测量时将耳朵轻轻拉向后上方,这样可以保证耳道拉直。测量时间:1～2秒。

第三节　脉搏的测量

1. 常见的可触及脉搏的体表动脉有哪些?

（1）桡动脉:这是自测脉搏最常用的部位,在手腕的大拇指侧。

（2）肱动脉:在肘窝内侧,常作为测量血压的部位。

（3）颈动脉:在喉结两边,用手指轻轻按压即可感觉到。

（4）足背动脉:在内、外踝背侧连线上,两个肌腱之间。

脉 搏 点

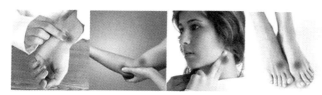

2. 如何正确测量脉搏?

测量脉搏前30分钟避免剧烈运动,保持情绪稳定;如有剧烈运动、紧张、恐惧等,应休息15～30分钟后再测量。最常测量的部位是桡动脉,以桡动脉为例,测量步骤如下:

（1）静坐:在相对安静的环境下,摘掉手表、手链,被测量者平躺或坐下,掌心向上,手臂放松、微微弯曲。

（2）定位：由自己或他人，将一只手的食指、中指和无名指放在另一只手的大拇指根部（有骨头隆起的位置），找到桡动脉的搏动点，用三个手指的指端以适当的压力去感受脉搏的跳动。

（3）计数：当能清楚感受到脉搏搏动时开始计时，记录 1 分钟内桡动脉搏动的次数，即为脉搏。测量时须注意脉搏的节律和强弱等情况，最后将脉搏记录在本子上。

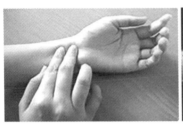 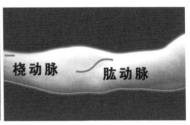

第四节　血糖的测量

1. 什么时间测血糖最佳？

常规的每天测血糖的时间点有 7 个，分别是三餐前（吃饭前测量）、二餐后 2 小时（从吃第一口饭开始计时 2 小时后测量）和睡前，还可以根据需要临时加测。如感到头晕、出虚汗、眼前发黑、反应迟钝等，可能出现低血糖，应立即测血糖。

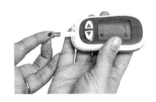

2. 如何正确地测血糖？

物品准备：血糖仪、血糖试纸、采血针。测量步骤如下：

（1）双手准备：清洁双手，特别是采血部位用干净的纸巾或棉球擦干，保持干燥。

（2）采血：用酒精棉球消毒采血部位，待酒精干透以后将采血针头贴近皮肤，扎在手指指腹两侧，让血液自然流出，不要挤血。

（3）测量：将试纸插入血糖仪，当血糖仪上显示血滴符号时，一次性吸取足够的血量。等待几秒后，血糖仪上会显示血糖值。

（4）用物处理：测完以后，取下试纸与针头，放入容器中再丢弃。将采血器、血糖仪、剩余的试纸保存在干燥清洁处。

（5）注意事项：①出现以下这些情况要及时校准血糖仪：第一次使用新血糖仪，每次使用新的一批试纸条时，怀疑血糖仪或试纸条出现问题时，当感觉测试结果与自己的症状不符时，血糖仪摔过后；②如果血糖仪使用密码牌，应在第一次测量之前将该试纸批次所属的密码牌插入血糖仪内；③采血针头仅供个人专用，须一人一个，不得多人共用；④采血针头不可重复使用。

■ 简易操作步骤

 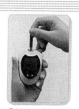 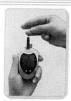 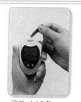

①插入智能代码卡，　　②插入试条　　③吸入约1.5μL　　④取出试条
　自动调试代码值　　　　　　　　　　未梢全血

第八章　急救处理技术

第一节　心肺复苏术

当发生心跳、呼吸骤停时,第一目击者拨打急救电话并及时进行心肺复苏(CPR)是非常必要的抢救措施。4分钟内复苏约有一半概率能救活,超过10分钟存活率几乎为零。而我国目前心肺复苏普及率还不到1%。

1. 什么叫心脏骤停?

心脏骤停是公共卫生和临床医学领域中最危急的情况之一,表现为心脏机械活动突然停止,患者对刺激无反应、无脉搏、无自主呼吸或濒死叹息样呼吸,如不能得到及时有效的救治,常致患者即刻死亡,即心脏性猝死。

2. 什么叫心肺复苏(CPR)?

心肺复苏,也就是CPR;当发生心跳、呼吸停止时,必须在4~8分钟内建立基础生命维持,保证人体重要器官的基本血氧供应,直到建立高级生命维持或自身心跳、呼吸恢复。

3. 什么是体外自动除颤仪?

体外自动除颤仪,即AED,是一种便携式的医疗设备,它可以诊断特定的心律失常,并且给予电击除颤,是可被非专业人员使用的用于抢救心脏性猝死患者的医疗设备。

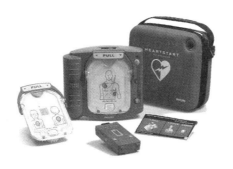

4. 什么样的情况会发生心脏骤停(什么情况需要 CPR)？

(1)心脏原因：冠心病、心肌病、先天性疾病、运动猝死等。

(2)非心脏原因：外伤、溺水、触电雷击、窒息、麻醉意外等。

5. 发现有人心脏骤停怎么办？

(1)确保施救现场安全。

(2)立即启动急救流程。

心脏骤停

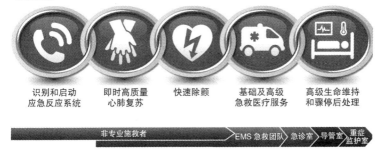

识别和启动　　即时高质量　　快速除颤　　基础及高级　　高级生命维持
应急反应系统　　心肺复苏　　　　　　　　　急救医疗服务　　和骤停后处理

非专业施救者　　　　　　　　EMS 急救团队　急诊室　导管室　重症监护室

您需要做的是：

1)识别心脏骤停，大声呼叫，拨打"120"。

2)即刻施救，做 CPR。

3）立即启用体外自动除颤仪（AED）除颤（经培训）。

4）持续 CPR，直到专业急救人员到达。

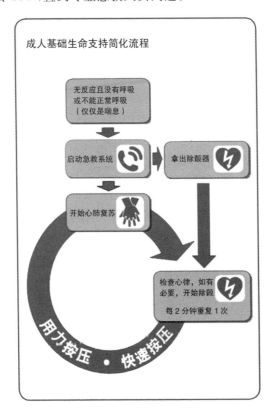

6. 怎样识别心脏骤停？

发现有人突然倒地且意识丧失，对呼叫没有反应，呼吸停止或只有喘息。

7. CPR 的操作步骤有哪些？

呼救→胸外按压→电除颤（如有必要及有条件）→人工呼吸。

8. CPR 一定要做人工呼吸吗？

CPR 时应先进行胸外按压；开放气道和人工呼吸的操作往往会花费更多时间，降低未经训练旁观者施救的信心和意愿；未经培训的普通旁观者实施 CPR 可以只做胸外按压，不做人工呼吸。

9. 怎样做胸外按压？

（1）患者仰卧位放置在一个坚硬的平面上（硬地或硬板），施救者跪在患者右侧的胸部旁，或站在床旁。

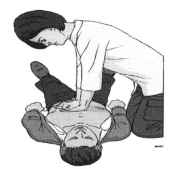

（2）一只手的掌根放在患者胸骨的中下部。

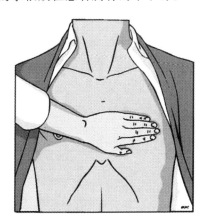

（3）另一只手的掌根放在第一只手的上面，两手平行重叠，第一只手手指离开胸壁。

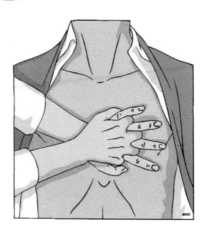

10.成人胸外按压的幅度和速度是多少？

按压深度 5～6cm；每分钟按压 100～120 次；简单地说，就是快速而有力地按压。胸部按压和放松的时间大致相等，每一次按压后要允许胸部充分回弹到按压前。如果有多名旁观者，建议每 2 分钟轮换一次，以保证按压质量，尽量避免中断按压，每次轮换在 5 秒钟内完成。

11.怎样使呼吸恢复？

清除口腔内异物→使呼吸道通畅→人工呼吸。

12.怎样使呼吸道通畅？

也就是开放气道，常用仰头抬颏法（见下页图示）。

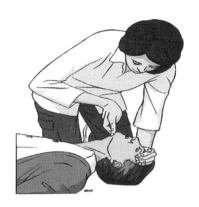

13．怎样做口对口人工呼吸？

(1)保持打开气道的姿势,捏住患者鼻子。

(2)正常吸气,请勿深吸气。

(3)口对口密闭,口唇严密包住患者口唇,不留空隙。

(4)然后吹气,时间超过 1 秒钟,可以看到患者胸部抬起。

(5)放开患者鼻子,调整自身呼吸。

(6)以上动作再做 1 次。

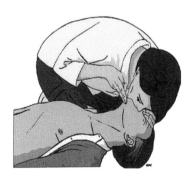

14．胸外按压和人工呼吸怎样安排？

(1)1 个人做 CPR:胸外按压和人工呼吸比为 30∶2,也就是 30

次胸外按压,2 次人工呼吸,然后循环。

(2)2 个人以上做 CPR:不需要中断胸外按压,1 人胸外按压,另 1 人在 30 次胸外按压后立即做 2 次人工呼吸,每隔 2 分钟交换位置。

成人高质量心肺复苏注意事项

施救者应该	施救者不应该
以 100～120 次/分的速率实施胸外按压	以小于 100 次/分或大于 120 次/分的速率按压
按压深度至少达到 5cm,不应超过 6cm	按压深度小于 5cm 或大于 6cm
每次按压后让胸部完全回弹	在按压间隙依靠在患者胸部
尽可能减少按压的停顿	按压中断时间大于 10 秒
给予患者足够的通气(30 次按压后 2 次人工呼吸,每次呼吸超过 1 秒,每次须使胸部隆起)	给予过量通气(即呼吸次数太多,或呼吸用力过度)

15. 什么时候需要用到 AED(经过培训)?

对于心室颤动(简称室颤)患者,如果能在意识丧失的 3～5 分钟内立即施行 CPR 及除颤,存活率是最高的。对这样的患者,在呼叫"120"后,无论心肺复苏进行到任何阶段,只要取得体外自动除颤仪(AED),应立即除颤,然后立即进行胸外按压。

16. 哪里可以拿到 AED?

目前部分大城市机场、地铁站等公共场所已放置 AED,但我国 AED 配置普及率非常低。但相信日后一定会得到重视及普及。

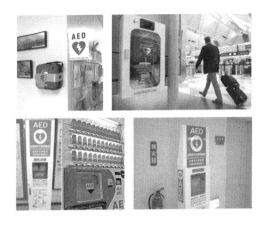

17. 怎样使用 AED?

按除颤器(AED)上所标明的步骤操作(见以下图示);在放电后立即继续胸外按压。

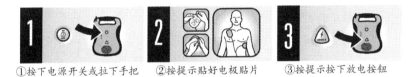

①按下电源开关或拉下手把　②按提示贴好电极贴片　③按提示按下放电按钮

第二节　创伤出血的急救处理

生活中,可能会遇到各种损伤所致的出血,小的出血问题不大,但大的出血如果不能及时采取正确措施,可能造成严重后果。下面普及生活中急救止血方面的一些知识。

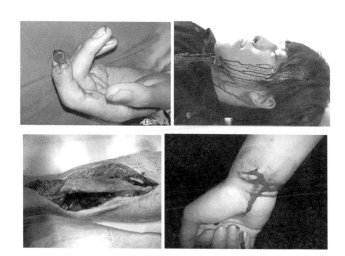

1. 常用的止血方法有哪些呢?

在受伤出血时,现场急救止血的方法通常包括四种:

(1)加压包扎止血法。

(2)填塞止血法。

(3)压迫止血法。

(4)止血带止血法。

2. 什么是加压包扎止血法?

主要用于伤口不大、出血不严重者。这是一种安全可靠的非手术止血法,也是现场急救中最常用的止血方法,适用于头部、躯体、四肢以及身体各处的伤口。

具体方法为:

(1)在伤口上覆盖无菌纱布,如现场无无菌纱布,也可用干净的手帕、毛巾或衣物等覆盖伤口;

(2)然后再用布带、绷带、三角巾等紧紧包扎,以伤口停止出血为度;

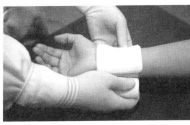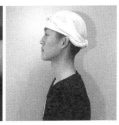

（3）包扎范围应比伤口要大，同时注意抬高出血肢体，避免静脉回流受阻而加重其出血；

（4）包扎四肢后必须检查手指或脚趾的血液循环，观察检查肢端有无发绀或肿胀情形；

（5）若伤处发生骨折，需另加夹板固定。

3. 什么是填塞止血法？

用于肌肉、骨端的出血，缺点是止血不彻底，并且增加了感染的机会，因此只在紧急情况下应用。

（1）伤口较大时，往往存在很大的空隙，需要用纱布将空隙填紧压牢，外衬棉垫，以达到良好止血的目的；

（2）放置纱布和外衬棉垫范围要大，须超出伤口 5～10cm，这样才能有效止血；

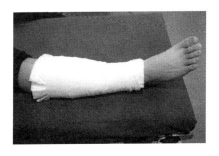

（3）纱布棉垫放好后用绷带加压包扎。

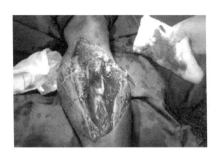

4. 什么是压迫止血法?

通常是针对动脉出血的止血方法,通过手指或手掌对伤口近心端的血管施加一定的压力,使血管被压扁,阻断血流,达到止血的目的。通常是将体表的中等动脉或较大动脉压在骨面,适用于头面部、颈部及四肢血管出血的暂时止血,为一种快速、简便、有效的止血方法,可以不借助任何器械。缺点为:止血效果比较短暂,一般用于临床的应急止血。通常有以下几种方法:

(1)颞部出血压迫止血法。

用于一侧头顶部的出血:先在患侧外耳门前上方颧弓根部触摸到颞浅动脉搏动点,然后用拇指或食指将其压向下颌关节面。

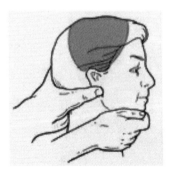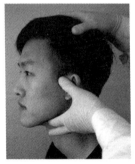

(2)面部出血压迫止血法。

用于一侧颜面部的出血:先在患侧咬肌前缘绕下颌关节处摸到

面动脉的搏动,然后用拇指或食指将其压向下颌骨。

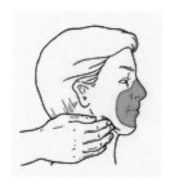 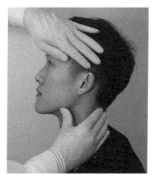

（3）头面部出血压迫止血法。

用于一侧头面部出血:先在颈根部同侧气管与胸锁乳突肌之间触摸到颈总动脉的搏动,然后用拇指或其他4指将其压向第5颈椎横突。

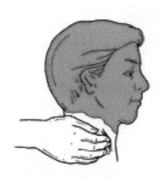 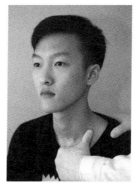

切记不能长时间压迫,更不可同时压迫两侧的颈总动脉。

（4）肘部及前臂出血压迫止血法。

用于前臂的出血:先在上臂内侧中部的肱二头肌内侧沟处触摸到肱动脉的搏动,然后用拇指或其他4指将其压向肱骨干。

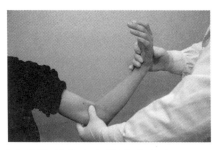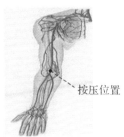

（5）手掌手背出血压迫止血法。

用于手部的出血：先在手腕横纹稍上处的内外两侧触摸到尺、桡动脉的搏动，然后用两手拇指分别将其压向尺桡骨面。

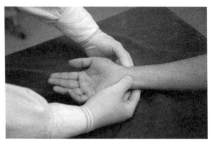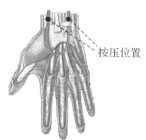

（6）手指出血压迫止血法。

用一只手的拇指和食指分别压住另一手出血手指的两侧，可止血，不可压住手指的上下面；把出血的手指屈入同侧手的掌内，形成紧握拳头式，也可以止血。

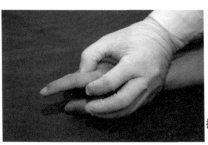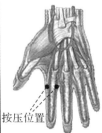

（7）下肢出血压迫止血法

用于大腿以下部位的出血：在腹股沟韧带稍下方处触摸到股动脉的搏动，然后用双手掌根部叠加用力将其压向耻骨下支。

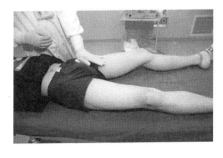
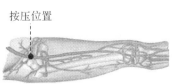

按压位置

（8）小腿出血压迫止血法。

用于小腿以下部位的出血：先在腘窝偏内侧处触摸到腘动脉的搏动，然后用大拇指向后压向股骨头。

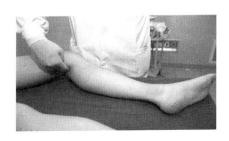

（9）足部出血压迫止血法。

用于足部的出血：先触摸到足背皮肤皱纹中点的足背动脉和跟骨与内踝之间的胫后动脉，然后分别将其压向趾骨和跟骨。

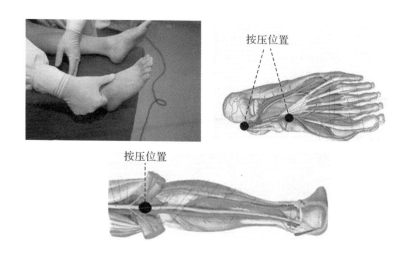

按压位置

按压位置

5. 什么是止血带止血法？

常用止血带有橡皮管止血带和气压止血带，主要用于其他方法不能控制的四肢动脉出血。优点：止血迅速、彻底。缺点：若使用不当，可能引起或加重肢端坏死、急性肾功不全等并发症。

气压止血带只有医疗机构、医院或急救车上才有，这里不作介绍。下面简要介绍橡皮管止血的应用及注意事项。

橡皮管止血法是指用长1米左右的橡皮管在出血部位的近心端将血管压瘪，阻断血流，达到止血的目的。方法是在放止血带处垫纱布或棉垫，将橡皮管环绕两周，系一活结。在现场如果无橡皮管止血带时，可以将布带或麻绳暂时代替橡皮管，先用毛巾或衣服加以衬垫，再将带子在衬垫上绕肢体一圈打结，结下面穿过一根短棒，然后旋转短棒绞紧带子，将短棒固定在肢体。

切记：

（1）必须记录使用止血带的时间，尽可能缩短使用时间，且一定要做好交接。

（2）不能用无弹性的电线、铁丝等替代橡胶管止血带。

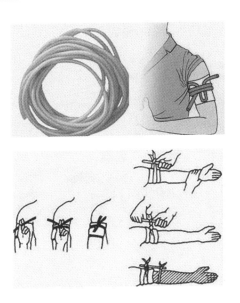

第三节　骨折的急救处理

日常生活中骨折的发生并不少见,如跌倒、被车剐蹭、户外运动等情况下均可能发生,如果采用了不正确的处理方式,会产生相反的结果,甚至导致残疾或死亡。下面介绍骨折现场急救的一些基本知识。

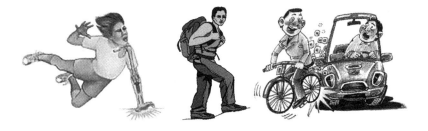

1. 骨折患者现场急救中的原则是什么?

在现场急救时,一旦怀疑有骨折,应遵循骨折急救的十六字原则:

抢救生命,伤口处理,简单固定,快速转运。

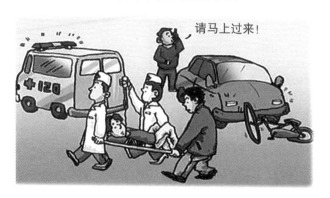

2. 如何进行生命的抢救?

对于任何外伤,急救的首要原则是:抢!救!生!命!

(1)若伤员心跳、呼吸已经停止或濒于停止,应立即进行胸外心脏按压和人工呼吸(见本章第一节"心肺复苏术");

(2)对于昏迷患者,应保持其呼吸道通畅,及时清除其口咽部异物;

(3)患者若有意识障碍,可针刺其人中、百会等穴位;

(4)开放性骨折伤员伤口处有大量出血,可用敷料加压包扎止血、压迫止血等方法对其进行止血(见本章第二节"创伤出血的急救处理");

(5)应同时通知周围的人拨打"120"急救电话,这一点很重要!

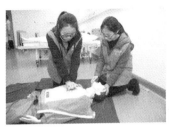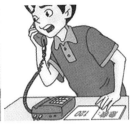

3. 如何进行伤口处理?

(1)对于开放性伤口,除应及时恰当地止血外,还应立即用消毒纱布或干净布包扎伤口,以防伤口继续被污染(见本章第二节"创伤出血的急救处理")。

(2)伤口表面的异物要取掉,外露的骨折端切勿随便还纳入伤口内,以免污染深层组织,只有当外露的骨折端明显压迫重要神经和血管时,才可以将骨折复位。

强调一点:必须做好记录,进行交接,否则有可能造成严重后果。

4. 如何进行有效而简单的固定?

现场急救时,应及时正确地固定骨折肢体,减少伤员的疼痛及周围组织二次损伤,同时也便于伤员的搬运和转送,对骨折的固定应力求:简单、有效。

(1)开放性骨折有骨折端外露者不宜复位,而应原位固定。

(2)固定时可就地取材,如木棍、板条、树枝、手杖或硬纸板等都可作为固定材料,其长短以固定住骨折处上下两个关节为准。

(3)如找不到固定用的硬物,也可用布带直接将伤肢绑在躯干上,如:上肢可固定在胸壁上,前臂悬于胸前;下肢可固定于健肢。

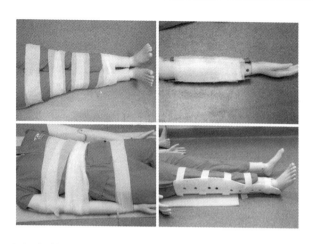

5. 现场急救后,向医院转运过程中应注意什么?

经以上现场救护后,应将伤员迅速、安全地转运到医院救治。转运途中应动作轻稳,防止震动,保护伤肢,并注意保暖,以减少伤员的疼痛及二次损伤。

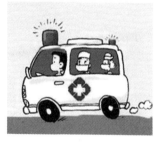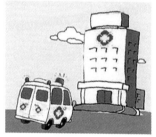

6. 怀疑脊柱骨折怎么办?

脊柱骨折常常容易造成脊髓损伤,即我们平常所说的脊柱骨折伴瘫痪。在急救现场如果怀疑有脊柱骨折者,可采取以下步骤:

(1)先进行必要的固定,在颈部可用衣物摆放在颈部两侧,限制其活动;

（2）在搬运的过程中，尽量采用平移或滚动的方法；

（3）切忌在搬运的过程中，一个人抬双上肢，一个人抬双下肢，这样易造成损伤加重，可使原本没有瘫痪的伤员出现瘫痪，造成不可挽回的损失。

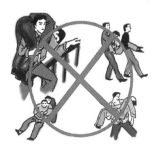

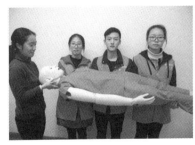
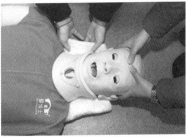

参考文献

[1] 暗夜. 科学就医:"120"医师告诉您怎么叫急救车[J]. 大众健康, 2015(1):44-45.

[2] 卞金有. 预防口腔医学[M]. 3版. 北京:人民卫生出版社, 2008.

[3] 肠道门诊开诊腹泻需及时就医[N]. 淮河晨刊, 2015-05-11(6).

[4] 陈罡. 糖尿病,看这本就够了[M]. 北京:化学工业出版社, 2009.

[5] 陈万青,郑荣寿,张思维,等. 2012年中国恶性肿瘤发病和死亡分析[J]. 中国肿瘤, 2016(1):1-8.

[6] 陈孝平,汪建平. 外科学[M]. 8版. 北京:人民卫生出版社, 2014.

[7] 樊明文. 牙体牙髓病学[M]. 3版. 北京,人民卫生出版社, 2011.

[8] 葛俊波,徐永健. 内科学[M]. 8版. 北京:人民卫生出版社, 2013.

[9] 顾沈兵. 合理用药,科学就医(绘画本)[M]. 上海:第二军医大学出版社, 2015.

[10] 广杰. 科学就医把握好每一步[J]. 江苏卫生保健(今日保健), 2016(8):29.

[11] 国家卫生和计划生育委员会. 科学就医健康教育核心信息及释义[J]. 健康向导, 2014(6):40-42.

[12] 国家卫生和计划生育委员会. 移动互联网时代的科学就医[J]. 健康向导, 2015(3):27-29.

[13] 国家卫生和计划生育委员会. 中国公民健康素养——基本知识与技能(2015年版)[J]. 中国预防医学杂志, 2016(3):155-156.

[14] 郝彦琴. 科学认识发热门诊[J]. 健康向导, 2015(3):23-24.

[15] 胡新林,王颜刚. 医疗专家+护理专家教您战胜糖尿病[M]. 北

京:人民卫生出版社,2016.

[16] 姜安丽.新编护理学基础[M].2 版.北京:人民卫生出版社,2012.

[17] 李刚,宋超峰,杭大磊等.刷牙后菌斑再生长的临床评价[J].广东牙病防治杂志,2004,12(3):195-196.

[18] 李小寒.基础护理学[M].5 版.北京:人民卫生出版社,2012.

[19] 马恩祥.科学就医要从小教育,从制度保障[J].健康向导,2015(3):19-20.

[20] 孟焕新.牙周病学(第三版)[M].北京:人民卫生出版社,2011.

[21] 齐小秋.第三次全国口腔健康流行病学调查报告[M].北京:人民卫生出版社,2008.

[22] 沈银忠,卢洪洲.2011 版艾滋病抗病毒治疗指南解读[J].世界临床药物,2012,33(3):183-187.

[23] 石四箴.儿童口腔医学[M].3 版.北京:人民卫生出版社,2008.

[24] 宋钰.健康教育与健康促进[M].沈阳:辽宁大学出版社,2010.

[25] 王贵强,王福生,成军,等.慢性乙型肝炎防治指南(2015 年版)[J].实用肝脏病杂志,2016,19(3):389-400.

[26] 王苏英,施建英,叶小丽,等.影响血压的有关因素[J].中华护理杂志,2007,42(9):839-840.

[27] 王学谦,娄思权.创伤骨科学[M].天津:天津科技翻译出版公司,2007.

[28] 王艳英.创伤的院前急救[J].中国医药,2009,4(13):35-37.

[29] 王一镗.现代临床急诊医学[M].北京:中国医药科技出版社,2002.

[30] 吴兆苏,霍勇,王文,等.中国高血压患者教育指南(2013 年)[J].中华高血压杂志,2013,21(12):1123-1149.

[31] 心肺复苏 2011 中国专家共识组.心肺复苏 2011 中国专家共识[J].中国心血管病研究,2011,9(12):881-887.

[32] 新华网.哪些人该去看发热门诊[J].湖南农业,2003(7A):27.

[33] 尤黎明.内科护理学[M].5 版.北京:人民卫生出版社,2012.

[34] 中国肥胖问题工作组.中国成人超重和肥胖症预防控制指南（节录）[J].营养学报,2004,26(1):1-4.

[35] 中国高血压基层管理指南修订委员会.中国高血压基层管理指南(2014 年修订版)[J].临床荟萃,2015,30(7):725-744.

[36] 中国高血压防治指南修订委员会.中国高血压防治指南(2010 年修订版)[J].中华高血压杂志,2011,19(8):701-743.

[37] 中国疾病预防控制中心.病毒性肝炎.http://www.chinacdc.cn/jkzt/crb/zl/bdxgy.

[38] 中国疾病预防控制中心结核病预防控制中心官网 http://www.chinatb.org.cn.

[39] 中国疾病预防控制中心免疫规划中心官网 http://www.chinanip.org.cn.

[40] 中国疾病预防控制中心性病艾滋病预防控制中心官网 http://ncaids.chinacdc.cn.

[41] 中国血压测量工作组.中国血压测量指南[J].中华高血压杂志,2011,19(12):1101-1118.

[42] 中国营养学会.中国居民膳食指南(2016)[M].北京:人民卫生出版社,2017.

[43] 中华医学会肝病学分会,中华医学会感染病学分会.丙型肝炎防治指南(2015 更新版)[J].中华传染病杂志,2015,33(12):705-724.

[44] 中华医学会感染病学分会艾滋病学组.艾滋病诊疗指南(2011 版)[J].中华临床感染病杂志,2011,4(6):321-330.

[45] 中华医学会结核病学分会.肺结核诊断和治疗指南[J].中国实用乡村医生杂志,2013,20(2):1672-7185.

[46] 中华医学会内分泌学分会.中国成人肥胖症防治专家共识[J].中国内分泌代谢杂志,2011,27(9):711-717.

[47] 中华医学会糖尿病分会.中国 2 型糖尿病防治指南(2013 年版)

[J].中华糖尿病杂志,2014,6(7):447-498.

[48] 中华医学会糖尿病分会.中国血糖监测临床应用指南(2015 年版)[J].中华糖尿病杂志,2015,7(10):603-613.

[49] 邹静,李少敏,刘怡.婴儿期喂养方式与学龄前儿童龋病[J].武汉:口腔医学纵横,1999,15(2):87-88.

[50] 邹勇.出血的现场急救[J].实用乡村医生杂志,2003,10(6):16-18.

[51] Bass CC. An effective method of personal oral hygiene(Part 2)[J]. J Louisiana State Med Soc,1954, 106: 100-112.

[52] Chen W, Zheng R, Baade PD, etal. Cancer statistics in China, 2015[J]. CA Cancer J Clin, 2016, 66(2): 115-32.

[53] Field JM, Hazinski MF, Sayre MR, et al. Part 1: executive summary: 2010 American heart association guidelines for Cardiopulmonary Resuscitation and Emergency Cardiovascular Care[J]. Circulation, 2010, 122(18)(suppl 3): S640-656.

[54] Hazinski MF, Nolan JP, Aicken R, et al. Part 1: executive summary: 2015 International Consensus on Cardiopulmonary Resuscitation and Emergency Cardiovascular Care Science With Treatment Recommendations[J]. Circulation, 2015, 132(16) (suppl 1): S2-39.

[55] Hong W, Dong E. The past, present and future of breast cancer research in China[J]. Cancer Lett, 2014, 351(1): 1-5.

[56] Hu Y, Wang S, Wu X, et al. Chinese herbal medicine-derived compounds for cancer therapy: a focus on hepatocellular carcinoma[J]. J Ethnopharmacol. 2013, 149(3): 601-12.

[57] Kleinman ME, Brennan EE, Goldberger ZD, et al. Part 5: Adult Basic Life Support and Cardiopulmonary Resuscitation Quality: 2015 American Heart Association Guidelines Update

for Cardiopulmonary Resuscitation and Emergency Cardiovascular Care [J]. Circulation, 2015, 132 (18) (suppl 2): S414-435.

[58] Neumar RW, Shuster M, Callaway CW, et al. Part 1: executive summary: 2015 American Heart Association Guidelines Update for Cardiopulmonary Resuscitation and Emergency Cardiovascular Care[J]. Circulation, 2015, 132(18)(suppl 2): S315-367.

[59] Travers AH, Rea TD, Bobrow BJ, et al. Part 4: CPR overview: 2010 American Heart Association Guidelines for Cardiopulmonary Resuscitation and Emergency Cardiovascular Care[J]. Circulation, 2010, 122(18)(suppl 3): S676-684.